临床医疗护理常规（2019 年版）

神经外科诊疗常规

赵继宗　主　　编

北京医师协会　组织编写

中国健康传媒集团

中国医药科技出版社

内 容 提 要

本书是神经外科临床工作规范指南，根据原卫生部《医师定期考核管理办法》的要求，由北京医师协会组织全市神经外科专家、学科带头人及中青年业务骨干共同编写而成，介绍了神经外科医师日常工作的基本知识和技能。体例清晰、明确，内容具有基础性、专业性、指导性及可操作等特点，既是神经外科医师应知应会的基本知识和技能的指导用书，也是北京市神经外科领域执业医师"定期考核"业务水平的唯一指定用书。本书适合广大执业医师、在校师生参考学习。

图书在版编目（CIP）数据

神经外科诊疗常规／赵继宗主编 . —北京：中国医药科技出版社，2020.9
（临床医疗护理常规：2019 年版）
ISBN 978 – 7 – 5214 – 1994 – 8

Ⅰ.①神⋯　Ⅱ.①赵⋯　Ⅲ.①神经外科学 – 诊疗　Ⅳ.①R651

中国版本图书馆 CIP 数据核字（2020）第 168356 号

美术编辑　陈君杞
版式设计　易维鑫

出版　**中国健康传媒集团** | 中国医药科技出版社
地址　北京市海淀区文慧园北路甲 22 号
邮编　100082
电话　发行：010 – 62227427　邮购：010 – 62236938
网址　www.cmstp.com
规格　787 × 1092 mm ¹⁄₁₆
印张　9 ¼
字数　192 千字
版次　2020 年 9 月第 1 版
印次　2020 年 9 月第 1 次印刷
印刷　三河市万龙印装有限公司
经销　全国各地新华书店
书号　ISBN 978 – 7 – 5214 – 1994 – 8
定价　**59. 00 元**

获取新书信息、投稿、为图书纠错，请扫码联系我们。

《临床医疗护理常规（2019年版）》
编委会

《神经外科诊疗常规（2019 年版）》
编委会

主　审　周定标（中国人民解放军总医院）

主　编　赵继宗（首都医科大学附属北京天坛医院）

副主编　周定标（中国人民解放军总医院）

编　者（以姓氏笔画为序）

于　洮（首都医科大学附属北京天坛医院）

王大明（北京医院）

王永志（首都医科大学附属北京天坛医院）

仇汉诚（首都医科大学附属北京天坛医院）

王江飞（首都医科大学附属北京天坛医院）

王任直（中国医学科学院北京协和医院）

王振宇（北京大学第三医院）

王　硕（首都医科大学附属北京天坛医院）

王　嵘（首都医科大学附属北京天坛医院）

田永吉（首都医科大学附属北京天坛医院）

刘伟明（首都医科大学附属北京天坛医院）

刘　藏（首都医科大学附属北京友谊医院）

张广平（首都医科大学附属北京安定医院）

张建国（首都医科大学附属北京天坛医院）

杨岸超（首都医科大学附属北京天坛医院）

李勇杰（首都医科大学宣武医院）

陈晓霖（首都医科大学附属北京天坛医院）

周大彪（首都医科大学附属北京天坛医院）

孟凡刚（首都医科大学附属北京天坛医院）

周定标（中国人民解放军总医院）

姚红新（北京大学第一医院）

赵继宗（首都医科大学附属北京天坛医院）

贾文清（首都医科大学附属北京天坛医院）

桂松柏（首都医科大学附属北京天坛医院）

韩小弟（首都医科大学附属北京天坛医院）

鲍圣德（北京大学第一医院）

秘　书　刘伟明（首都医科大学附属北京天坛医院）

于　洮（首都医科大学附属北京天坛医院）

为适应现代医疗卫生事业的发展需要，及时更新医学知识，北京医师协会 2018 年 10 月决定对北京市《临床医疗护理常规（2012 年版）》的内容进行补充修订。北京医师协会与北京地区 52 个专科医师分会组织医学专家和业务骨干，以现代医学理论为指导，致力于促进北京地区医疗质量与患者安全的持续改进和提高。经过有关专科医师分会和专家的共同努力，修编后的《临床医疗护理常规（2019 年版）》内容更加丰富，相关知识、技能更加先进，更能满足北京地区临床一线医师的需求。作为北京市各级各类医疗机构医务人员日常医疗护理工作规范，各类专科医师应知应会的基本知识与技能，北京市执业医师定期考核唯一指定用书，《临床医疗护理常规（2019 年版）》必将有效地帮助医疗机构提高工作质量，规范医疗行为，维护医务人员合法权益，推动北京地区临床医疗护理工作的持续改进和提高，为实现健康中国的宏伟目标作出积极的贡献。

在此，也向积极参与《临床医疗护理常规（2019 年版）》修编工作的各位专家和业务骨干表示衷心的感谢。

郭积勇

2019 年 12 月

《临床医疗护理常规（2019 年版）》
修 编 说 明

2012 年 3 月北京医师协会受北京市原卫生局委托，组织北京地区 35 个专科医师分会的医学专家和业务骨干，以现代医学理论为指导，结合北京地区临床实践经验，对《临床医疗护理常规（2002 年版）》进行了认真修编，推出了《临床医疗护理常规（2012 年版）》。

《临床医疗护理常规（2012 年版）》是按照北京医师协会已经成立的各专科医师分会所涉及的医疗专业类别进行编写的。推出 7 年来，对提高各级各类医疗机构医疗质量，规范医护人员医疗行为，保障医务人员及患者安全方面发挥了重要作用。

随着我国医疗卫生事业的快速发展，涌现出许多新的医疗技术手段，北京医师协会的专科医师分会也由 2012 年的 35 个发展到目前的 59 个。为了更好地规范医疗服务行为，适应现代医疗卫生工作的需要，借鉴、吸收国内外先进经验，紧跟医学发展步伐，自 2018 年 10 月开始，北京医师协会组织专科医师分会对《临床医疗护理常规（2012 年版）》有关内容进行补充修编，现共计推出 33 个专科的《临床医疗护理常规（2019 年版）》。《临床医疗护理常规（2019 年版）》凝聚着有关专家和业务骨干的心血，是北京地区临床医疗护理工作的一份宝贵财富。

尚需说明：

1. 关于《临床医疗护理常规（2019 年版）》的修编，内科医师分会、康复医学科医师分会、泌尿外科医师分会、烧伤科医师分会、耳鼻咽喉科医师分会认为本专科技术变化不大，未进行修编。原《儿科诊疗常规》分为《儿内科诊疗常规》和《儿外科诊疗常规》两册。由于北京医师协会近期成立了重症专科医师分会和疼痛专科医师分会，故本次修订增加了《重症医学科诊疗常规》和《疼痛科诊疗常规》。全科医学医师分会提前对《全科医学科诊疗常规》进行了修订，已于 2018 年 7 月出版。老年专科医师分会于 2017 年成立后即出版了本专科的《老年医学诊疗常规》。

2. 为进一步完善北京市医师定期考核工作，保证医师定期考核工作取得实效，修编后的《临床医疗护理常规（2019 年版）》旨在积极配合专科医师制度的建设，各专科分册独立程度高、专业性强，为各专科医师提供了应知应会的基本知识和技能。《临床医疗护理常规（2019 年版）》将成为各专科执业临床医师定期考核业务水平测试的重要内容。

3. 《临床医疗护理常规（2019 年版）》的修编仍然是一项基础性工作，目的在于为各级医护人员在临床医疗护理工作中提供应参照的基本程序和方法，以利于临床路径工作的开展，促进医学进展的学术探讨和技术改进。

4. 本次修编仍不含中医专业。

北京医师协会
2019 年 10 月

2012 年由北京医师协会组织编写，神经外科专科医师分会承担并完成了《神经外科诊疗常规（2012 年版）》。出版 7 年来，已成为北京市神经外科医师掌握基本知识和技能的指导用书，也是北京市神经外科领域执业医师"定期考核"业务水平的指定用书；对提高各级医疗机构医疗质量，规范神经外科医生医疗行为，保障患者诊疗安全起到了重要的作用。《神经外科诊疗常规（2012 年版）》自出版以来，收到了读者的积极反馈，提出了很多宝贵的意见和有益的建议。尤其是近年来，我国神经外科事业快速发展，神经外科医师诊疗水平不断提高，以往的诊疗规范发生了明显的改变，不但有新技术、新方法的不断涌现和普及，而且许多传统的技术和方法已经不再适用。为了更好地适应神经外科临床工作，于 2018 年 10 月开始，由北京医师协会神经外科专科医师分会组织北京地区各大医院的神经外科专家和业务骨干，对《神经外科诊疗常规（2012 年版）》进行了修编。

本次修编的《神经外科诊疗常规（2019 年版）》在 2012 年版基础上没有进行大范围结构性改动，总体仍以临床上实用的、成熟的诊疗规范为主，虽然没有过多地加入前沿技术内容阐述，但根据近年来国内外最新的临床治疗指南对相关诊疗方法进行修正，淘汰并精简了在当前临床实践中已不再使用的观点、技术和方法，增加了一些已经成为临床诊疗常用的新技术、新方法。

由于各地区医疗机构发展不平衡，本次修编的《神经外科诊疗常规（2019 年版）》尚不能完全满足北京地区所有医疗单位的实际需要，仅供各位神经外科医护人员参考，具体细节需要各医疗单位根据临床实际情况执行。

本次修编得到了北京地区神经外科各亚专科的权威神经外科专家大力支持，在此表示感谢。相信随着我国神经外科临床诊疗水平的不断进步，《神经外科诊疗常规》一书将进一步充实与提升。由于编者水平所限，本书难免存在疏漏与不当之处，衷心希望广大读者批评指正，以便不断修编完善。

编　者
2019 年 10 月

Contents 目 录

第一章　一般技术常规

第一节　神经外科病案记录

一、神经外科患者的病史采集

准确系统地采集神经外科患者病史是正确诊断疾病的首要条件，必须给予充分的重视，应在临床工作中认真执行。病史采集应始终遵循客观、真实、公正的态度进行，耐心倾听患者陈述，避免暗示，要条理清晰。一份符合诊断需要的病历主要包括下述几个方面的内容。

1. 一般项目

病历号、姓名、性别、年龄、住址、联系电话等，需详细填写，便于随访。

2. 主诉

主诉应简洁、精炼、重点突出，不要用医学术语来表示。

3. 现病史

神经外科患者的病历记录应特别注意下列病史内容。

（1）颅脑外伤的病案应重点记录受伤时间、致伤原因；头部着力部位及运动方向；受伤当时的意识状态，昏迷时间；有无近事遗忘（近时记忆障碍），伤后有无头痛、呕吐和抽搐等。

（2）可疑有颅内压增高的患者，应询问发病时间、头痛的性质、部位及与休息的关系；是否伴有恶心、呕吐、视力障碍等。应记录发病后神经系统体征及其他症状，如肢体力弱、语言障碍等，以及出现的顺序及进展情况。

（3）有癫痫发作史的患者，应重点记载首次发作时的年龄，有无先兆。抽搐发作开始部位，每次发作的持续时间及间隔时间，全身性还是局限性发作，呈强直性还是阵挛性。抽搐发作时有无意识丧失、口吐白沫、误咬唇舌、二便失禁。还要详细记载是否系统规范使用及如何使用抗癫痫药物，疗效如何。

（4）脑血管意外的患者要询问有无高血压、糖尿病、癫痫及服用抗凝药物史，发病诱因、病后症状及病情进展，以及既往有无类似发作史。

（5）是否到其他医院就诊及就诊情况，检查结果及治疗效果等。

（6）除常规全身系统体格检查外，要按顺序认真全面进行神经系统检查，对危急患者应重点检查生命体征，包括意识、瞳孔、眼底、眼动、肢体活动、深浅反射和病理反射。

4. 既往史

包括心血管疾病、内分泌及代谢性疾病、感染性疾病、外伤手术、中毒、过敏、肿瘤、免疫性疾病、输血病史。许多儿童患者需特别询问生长发育病史，如母亲怀孕期有无严重感染、缺氧、子痫；是否高龄初产、足月顺产；有无窒息、发绀、惊厥、黄疸；小儿何时会说话走路、学习成绩如何、儿时生过何病等，这些对许多遗传性疾病、先天性畸形、脑性瘫痪等疾病有较高诊断价值。

5. 个人史

指患者主要个人经历，如文化程度、职业、工种、出生地、烟酒嗜好、吸毒、性病、生活爱好、曾经去过何地等。

6. 家族史

对于确诊神经系统遗传性疾病十分重要。如家族中有无肿瘤、癫痫、偏头痛、肌萎缩、近亲结婚、与患者类似的症状。

二、神经外科患者的体格检查

1. 常规全身系统体格检查

包括头部、面部、颈部、肢体、脊柱等部分。

2. 神经系统检查

应进行神经系统的全面检查，对危急患者应重点检查生命体征、意识、瞳孔、眼底、眼动、肢体活动、深浅反射和病理反射。

第二节　辅助检查

1. 实验室检查

应进行血型检查，血、尿常规检查，血钾、血钠检查。对准备手术的患者应做凝血功能测定以及肝、肾功能，乙型肝炎、丙型肝炎、艾滋病相关免疫学检查；如怀疑有颅内感染，且无腰椎穿刺禁忌证，可行腰椎穿刺测压力及脑脊液常规检查，以及糖、蛋白、氯化物定量和细菌学检查。对有内分泌异常可能的患者，应检查内分泌功能，如血清泌乳素、生长激素、皮质醇激素、性激素、甲状腺功能和血糖等测定。

2. 影像学检查

应常规进行头部 CT 检查，椎管内病变需拍摄脊柱正、侧位及相应某些特殊位置的 X 线片。MRI 检查能提供更多的诊断信息。根据病情需要行脑血管造影等检查。X 线摄片对于诊断颅骨骨折、颅内金属异物等疾病仍有重要意义。

3. 心、肺功能检查

心电图、超声心动图、胸部 X 线平片。

4. 其他检查

经颅多普勒超声、颈部血管超声、脑电图、脑干体感及运动诱发电位、脑血流图、单光子发射断层扫描（SPECT）、正电子发射断层扫描（PET - CT）检查等，可视临床需要选用。

5. 病理检查

手术切除的病变以及穿刺抽吸的囊液等标本，应进行化验和（或）病理学检查。申请中需描述术中肉眼所见。

第三节 术前常规准备

1. 签署手术知情同意书：术前向患者家属（患者）讲清可以选择的治疗方法、手术目的和意义、能达到的预期效果、可能出现的术后并发症（如疾病不能治愈，术后病变可能复发以及手术意外等问题）。对一些特殊诊疗项目需要强调使用的必要性。须征得患者家属（患者）的同意，双方签字。

2. 签署输血意外知情同意书：除老幼患者外，尽量采用自体输血。对外伤、动脉瘤、动静脉畸形及良性肿瘤的手术，采用术中自体血回吸收。如可能输异体血，应向家属（患者）说明输血可能发生的意外，如过敏反应、肝炎等，并签署输血意外知情同意书。

3. 签署麻醉意外知情同意书。

4. 酌情备血。

5. 其他准备：术区备皮，术前一日晚 10 时后禁食水；对特殊患者术前一日晚可给予镇静剂以消除紧张。

6. 过敏试验：根据患者的过敏史，做抗生素、特殊检测剂（如碘剂）和一些麻醉剂的术前敏感试验。

第四节 术后治疗

1. 转运过程中防止震动患者头部。

2. 全麻术后患者应留置 ICU 病房观察，有条件者在麻醉恢复室清醒后转送监护病房。

3. 根据手术情况，每 30～120 分钟观察一次病情，包括生命体征、神志及神经系统体征。

4. 鞍区手术应特别注意记录出入量、电解质变化等。

5. 术后 4～6 小时患者仍未清醒，应进行急诊 CT 检查。

6. 在患者情况允许下，为了解肿瘤切除程度，可在术后 48 小时内行加强 MRI 扫描。

7. 根据具体情况给予脱水、激素、抗癫痫治疗。

8. 继续治疗术前合并症。

9. 术后第一天应更换敷料一次并检查切口情况，以后如切口无渗出，可不更换敷料。切口 7～10 天拆线。

10. 若患者术后体温持续升高，应及时行腰椎穿刺检查，并送脑脊液的常规、生化以及细菌培养＋药物敏感试验，选择适宜的抗生素，控制感染。如确有颅内感染，可每日腰椎穿刺放液，或行腰大池持续外引流，持续监测直至脑脊液细胞数正常为止。

第五节　出院医嘱

1. 明确休息时间。何时门诊复查（包括神经系统体格检查、神经电生理及神经影像 MRI 或 CT 检查）。

2. 出院后继续使用的药物，要求具体写出药品通用名、剂量、使用方法、用药持续时间。

3. 是否需要放射治疗、化疗。

4. 是否需要其他专科继续治疗。

5. 其他一些需特别交代的事宜。

第二章 颅脑损伤

第一节 一般原则

颅脑损伤多见于交通事故、厂矿事故、自然灾害、坠落、跌倒、爆炸、火器伤以及各种钝器或利器对头部的伤害。常与身体其他部位的损伤合并存在。

1. 急诊颅脑损伤患者接诊处置

监测生命体征，观察意识状态，尤其是神志、瞳孔等体征变化，询问病情，确定格拉斯哥昏迷评分（Glasgow coma scale，GCS）及分型。全身检查，确定有无胸、腹、脊柱、四肢等合并伤，及时行头部 CT 检查，做出初步诊断以及适当的急诊处置。根据病情决定是否就地抢救或直接进入手术室施行急诊手术。

2. 救治原则

抢救生命（心 - 肺 - 脑复苏），解除脑疝，止血，预防感染，多发伤或复合伤联合救治。

3. 各种类型的急诊手术

头皮和颅骨损伤的清创手术，颅内血肿钻孔引流术，颅内血肿开颅清除术，去骨瓣减压术。

4. 综合治疗

降低颅内压，改善脑循环，止血药物、抗癫痫药物及抗生素使用，保持水、电解质平衡，全身营养与能量支持。

5. 危重患者抢救及监护，生命支持治疗。

6. 康复治疗

预防、对症治疗各种外伤后并发症和后遗症，高压氧，功能锻炼，神经功能恢复，精神心理治疗。

第二节 头皮损伤

一、头皮血肿

头皮血肿多因头部钝器伤所致，根据血肿位于头皮内的具体部位，又分为皮下血肿、帽状腱膜下血肿和骨膜下血肿。

【诊断标准】

1. 临床表现

（1）局部肿块　皮下血肿，局部肿块一般体积小，有时因血肿周围组织肿胀隆起，中央相对凹陷，易误诊为凹陷性颅骨骨折。帽状腱膜下血肿，因帽状腱膜下组织疏松，不受颅缝限制，可扩散范围较广。骨膜下血肿，其特点是多局限于某一颅骨范围内，以颅缝为界。

（2）休克或贫血　帽状腱膜下血肿可蔓延至全头部，小儿及体弱者可导致休克或贫血。

2. 实验室检查

（1）血常规化验　了解机体对创伤的反应状况，有无继发感染。

（2）临床意义　血红蛋白下降表明出血严重。

3. 影像学检查

（1）头部 X 线摄片　包括正位、侧位及血肿部位切线位平片。

（2）其他　必要时可考虑行头部 CT，以除外颅内异常。

【治疗原则】

1. 非手术治疗

较小头皮血肿在 1~2 周左右可自行吸收，巨大的血肿可能需要 4~6 周吸收。采用局部适当加压包扎，有利于防止血肿继续扩大。为避免感染，一般不首选穿刺抽吸。

2. 手术治疗

巨大头皮血肿出现明显波动时，为促进愈合，在严密消毒下可行穿刺抽吸，其后加压包扎，尤其是儿童患者。包扎松紧要适当，过松起不到加压作用，过紧可能导致包扎以下疏松组织循环障碍，出现眶内及耳后积血，严重者可出现头皮坏死。

二、头皮裂伤

头皮裂伤系由锐器伤或钝器伤所致。由于帽状腱膜具有纤维小梁结构的解剖特点，头皮血管破裂后血管不易自行收缩而导致出血较多，可引起失血性休克。

【诊断标准】

1. 临床表现

（1）活动性出血　接诊时常能看到头皮创口有动脉性出血。

（2）休克　创口较大、婴幼儿、就诊时间较晚患者可有失血性休克的临床表现。

2. 实验室检查

（1）血常规化验　了解机体对创伤的反应状况，有无继发感染。

（2）临床意义　血红蛋白和血细胞比容持续下降表明出血严重。

3. 影像学检查（应在急诊止血后进行）

（1）头部 X 线摄片：包括正位、侧位和创口部位切线位平片。

（2）必要时可考虑行头部 CT，以除外伤口内异物及颅内异常。

（3）需检查创口深度、污染程度、创面内有无骨折或碎骨片；如果发现有脑脊液或脑组织外溢，需按"开放性颅脑损伤"处理。

【治疗原则】

头皮供血丰富，其清创缝合的时限允许放宽至 24 小时。多采用一期全层缝合。若缝合张力过大，可适当松解创口周围头皮，减少张力。其后注射破伤风抗毒素，并根据创伤情况应用抗生素并给予补液、输血等。

三、头皮撕脱伤

头皮撕脱伤多因头发受机械力牵扯，使大块头皮自帽状腱膜下层或连同颅骨骨膜被撕脱所致。

【诊断标准】

1. 临床表现

（1）失血性休克、神经性（疼痛性）休克或创伤性休克。

（2）活动性出血　接诊时常能见到自头皮创缘有动脉性出血。

2. 影像学检查（应在急诊止血后进行）

（1）头部 X 线　包括正位、侧位平片。

（2）其他　必要时可考虑行头部 CT，以除外颅内异常。

3. 实验室检查

血常规示血红蛋白和血细胞比容持续下降表明出血严重。

【治疗原则】

应在止血、抗休克、备血前提下，彻底清创，一期缝合头皮；如有头皮缺损，应行中厚皮片植皮术；对骨膜已撕脱者，可在颅骨外板上多处钻孔达板障，然后植皮。条件允许时，采用显微外科技术行小血管吻合、头皮原位缝合术，如获成活，可望头发生长。术后应采用广谱抗生素抗感染治疗。

第三节　颅骨骨折

颅骨骨折系指颅骨受外力作用，导致颅骨连续性中断。一般而言，凡有颅骨骨折存在，提示外力较重，合并脑损伤的发生率较高。但颅骨骨折患者不一定都合并严重脑损伤，而没有颅骨骨折的患者也可能存在严重的脑损伤。根据部位可将颅骨骨折分为颅盖及颅底骨折；根据骨折形态分为线性和凹陷性骨折，如因暴力范围较大而与头部接触面积广，形成多条骨折线，分隔成多条骨折碎片者则称粉碎性骨折；而颅盖骨折端的头皮破裂称外开放性颅骨骨折，颅底骨折端附近黏膜破裂则称内开放性颅骨骨折。开放性骨折与累及气窦的颅底骨折易合并骨髓炎或颅内感染。

一、颅盖骨线性骨折

【诊断标准】

1. 临床表现

有明确的头部受力史，着力部位可见头皮挫伤及头皮血肿。

2. 影像学检查

（1）头部 X 线　包括正位、侧位平片。

（2）其他　必要时可考虑行头部 CT，以除外颅内异常；CT 骨窗像可确定骨折形态，经重建的颅骨像可更好地反映骨折形态。

3. 实验室检查

同本章第二节"头皮损伤"。

【治疗原则】

单纯性颅盖骨线性骨折本身无需特殊处理，但应警惕是否合并脑损伤；骨折线通过硬脑膜血管沟或静脉窦所在的部位时，要警惕硬脑膜外血肿发生的可能。需严密观察并复查 CT。内开放性颅骨骨折可导致颅内积气，应预防感染和癫痫。

二、颅底骨线性骨折

颅底部的线性骨折多为颅盖骨骨折线的延伸，也可由邻近颅底平面的间接暴力所致。根据所发生的部位可分为颅前窝、颅中窝和颅后窝骨折。由于硬脑膜与颅前、中窝底粘连紧密，故该部位不易形成硬脑膜外血肿。又由于颅底接近气窦、脑底大血管和脑神经，因此，颅底骨折时容易产生脑脊液漏、脑神经损伤和颈动脉 – 海绵窦瘘等并发症，颅后窝骨折可伴有原发性脑干损伤。

【诊断标准】

1. 临床表现

（1）颅前窝骨折　多累及眶顶和筛骨，可伴有鼻出血、眶周广泛淤血（"眼镜"征或"熊猫眼"征）以及广泛球结膜下淤血。如硬脑膜及骨膜均破裂，则伴有脑脊液鼻漏，脑脊液经额窦或筛窦由鼻孔流出。若骨折线通过筛板或视神经管，可合并嗅神经或视神经损伤。

（2）颅中窝骨折　如累及蝶骨，可有鼻出血或合并脑脊液鼻漏，血液和脑脊液经蝶窦由鼻孔流出。如累及颞骨岩部，硬脑膜、骨膜及鼓膜均破裂时，则合并脑脊液耳漏，脑脊液经中耳由外耳道流出；如鼓膜完整，脑脊液则经耳咽管流向鼻咽部而易误认为是鼻漏。常合并有第Ⅶ、Ⅷ脑神经损伤。如骨折线通过蝶骨和颞骨的内侧面，尚能伤及垂体或第Ⅱ、Ⅲ、Ⅳ、Ⅴ、Ⅵ脑神经。如骨折端伤及颈动脉海绵窦段，可因颈内动脉 – 海绵窦瘘的形成而出现搏动性突眼及颅内杂音。破裂孔或颈内动脉管处的破裂，可发生致命性鼻出血或耳出血。

（3）颅后窝骨折　骨折线通过颞骨岩部后外侧时，多在伤后数小时至 2 日内出现乳突部皮下淤血（Battle 征）。骨折线通过枕骨鳞部和基底部，可在伤后数小时出现枕下部头皮肿胀。骨折线尚可经过颞骨岩部向前达颅中窝底。骨折线累及斜坡时，可于咽后壁出现黏膜下淤血。枕骨大孔或岩骨后部骨折，可合并后组脑神经（第Ⅸ ~ Ⅻ）损伤症状。

颅底骨折的诊断与定位主要根据上述临床表现。淤血特定部位、呈迟发性以及除外暴力直接作用点等，可用来与单纯软组织损伤相鉴别。

2. 影像学检查

（1）头部 X 线　确诊率仅占 50%。摄颏顶位，有利于确诊；疑为枕部骨折时摄汤氏位；如额部受力，伤后一侧视力障碍时，摄柯氏位。

（2）头部 CT　特别是骨窗像 + 颅底重建，对颅底骨折的诊断价值更大，不但可了解视神经管、眶内有无骨折，尚可了解有无脑损伤、气颅等情况。

3. 实验室检查

对疑为脑脊液漏的病例，可收集耳、鼻流出液进行葡萄糖定量等测定。

【治疗原则】

1. 保守治疗

单纯性颅底骨折无需特殊治疗，主要观察有无脑损伤及处理脑脊液漏、脑神经损伤等合并症。当合并有脑脊液漏时，需防止颅内感染，禁忌填塞或冲洗耳鼻。取头高体位休息，尽量避免用力咳嗽、打喷嚏和擤鼻涕。静脉或肌内注射抗生素。多数漏口在伤后1~2周内自行愈合；漏液超过1周无缓解者，可行腰穿蛛网膜下腔持续引流，促进漏口愈合；超过1个月仍未停止漏液者，可考虑手术。

2. 手术适应证

（1）脑脊液漏不愈达1个月以上者，在抗感染前提下，经内镜或开颅手术修补硬脑膜，以封闭漏口。

（2）对伤后出现视力减退，疑为碎骨片挫伤或血肿压迫视神经者，应在12小时内行视神经管减压术。

三、凹陷性骨折

凹陷性骨折见于颅盖部，好发于额骨及顶骨，呈全层内陷。成人凹陷性骨折多为凹陷性及粉碎性骨折，婴幼儿可呈"乒乓球"样凹陷性骨折。

【诊断标准】

1. 临床表现

（1）头皮血肿　在受力点有头皮血肿或挫伤。

（2）局部下陷　急性期可检查出局部骨质下陷。

（3）神经功能障碍　当骨折片下陷较深时，可刺破硬脑膜，损伤及压迫脑组织而出现偏瘫、失语和（或）局灶性癫痫。

2. 影像学检查

（1）头部X线　骨折部位切线位，可显示出骨折片陷入颅内深度。

（2）头部CT　不仅可了解骨折情况，且可了解有无合并脑损伤。

3. 实验室检查

同本章第二节"头皮损伤"。

【治疗原则】

1. 保守治疗

（1）位于非功能区凹陷深度不足1cm的小面积骨折，无临床症状者不需手术治疗。

（2）新生儿的凹陷性骨折，应尽量采用非手术复位方法。如使用胎头吸引器置于骨折处，通过负压吸引多能在数分钟内复位。

2. 手术适应证

（1）合并脑损伤或大面积骨折片陷入颅腔，导致颅内压增高，CT显示中线结构移位，有脑疝可能者，应行急诊开颅去骨瓣减压术。

（2）因骨折片压迫重要脑组织部位，引起神经功能障碍如瘫痪、癫痫等，应行骨片整复或清除术。

（3）开放性的粉碎性、凹陷性骨折，需行手术清创、去除全部骨片、修补硬脑膜，以免引起感染。

（4）在非功能区，下陷大于1cm者，视为相对适应证，可考虑择期手术。

（5）位于大静脉处的凹陷性骨折，即使下陷较深，如无明显临床症状，可密切观察，待充分准备后择期手术。

第四节　脑损伤

脑损伤是指暴力作用于头部造成的脑组织器质性损伤。根据致伤源、受力程度等因素不同以及伤后脑组织与外界相通与否而分为开放性及闭合性脑损伤。前者多由锐器或火器直接造成，均伴有头皮裂伤、颅骨骨折、硬脑膜破裂和脑脊液漏；后者为头部受到钝性物体或间接暴力所致，往往头皮颅骨完整，或即使头皮、颅骨损伤，但硬脑膜完整，无脑脊液漏。根据暴力作用于头部时是否立即发生脑损伤，又分为原发性脑损伤和继发性脑损伤，后者指受伤一定时间后出现的脑损伤，如颅内血肿和脑水肿。本节着重叙述原发性脑损伤。

一、脑震荡

脑震荡是指头部受力后在临床上观察到的短暂性脑功能障碍。脑的大体标本上无肉眼可见到的神经病理改变，显微病理可有毛细血管充血、神经元胞体肿大、线粒体和轴索肿胀。

【诊断标准】

1. 临床表现

（1）意识改变　受伤当时立即出现短暂的意识障碍，可呈神志不清或完全昏迷，常为数秒或数分钟，大多不超过半个小时。

（2）逆行性遗忘　患者清醒后多不能回忆受伤当时甚至伤前一段时间内的情况。

（3）短暂性脑干症状　伤情较重者在意识改变期间可有面色苍白、出汗、四肢肌张力降低、血压下降、心动徐缓、呼吸浅慢和各种生理反射消失。

（4）其他症状　可有头痛、头晕、恶心、呕吐、乏力、畏光、耳鸣、失眠、心悸和烦躁等。

（5）神经系统检查　无阳性体征。

2. 影像学检查

（1）头部 X 线　无骨折发现。

（2）头部 CT　颅内无异常。

3. 实验室检查

腰椎穿刺颅内压正常，脑脊液无色透明，不含红细胞，白细胞数正常。

【治疗原则】

1. 观察病情变化

伤后短时间内可在急诊科观察，密切注意意识、瞳孔、肢体运动和生命体征的变化。对于离院患者，嘱其家属密切注意头痛、恶心、呕吐和意识障碍情况，如症状加重应立即来院检查。

2. 卧床休息

急性期头痛、头晕较重时，嘱其卧床休息，症状减轻后可离床活动。

3. 对症治疗

头痛时可给予镇痛剂。对有烦躁、焦虑、失眠者可给予相应药物治疗。

二、弥漫性轴索损伤

弥漫性轴索损伤是由于加速或减速的惯性力所致的弥漫性脑损伤，由于脑的扭曲变形，脑内产生剪应力或牵拉作用，造成脑白质广泛性轴索损伤。损伤可位于大脑半球、胼胝体、小脑或脑干。显微病理表现为神经轴索断裂。

【诊断标准】

1. 临床表现

（1）昏迷　受伤当时立即出现昏迷，且昏迷时间较长。

（2）瞳孔和眼球变化　部分患者可有一侧或双侧瞳孔散大，对光反射消失。广泛损伤者可出现双侧眼球向损伤对侧和向下凝视。

2. 影像学检查

（1）头部 CT 扫描　可能发现大脑皮质与髓质交界处、胼胝体、脑干、内囊区或第三脑室周围有多个点状或片状出血灶。

（2）头部 MRI 扫描　可较精确反映出早期脑组织撕裂出血灶。

【治疗原则】

1. 一般治疗措施同"脑震荡"。

2. 脱水降颅压治疗。

3. 昏迷期间加强观察，若病情恶化，及时复查 CT，如发现颅内血肿或严重脑水肿，需立即手术，清除血肿或行减压术。

三、脑挫裂伤

暴力作用于头部时，着力点处颅骨变形或发生骨折，以及脑在颅腔内的相对位移，造成脑的着力点或对冲点伤，均可导致脑挫伤和脑裂伤，由于两种改变往往同时存在，故又统称脑挫裂伤。前者的脑皮质和软脑膜仍保持完整；而后者有脑实质及血管破损、断裂，软脑膜撕裂。脑挫裂伤的显微病理表现为脑实质点片状出血、水肿和坏死，脑皮质分层结构不清或消失，灰质与白质分界不清。脑挫裂伤常伴有邻近的局限性血管源性脑水肿或弥漫性脑肿胀。

【诊断标准】

1. 临床表现

（1）意识障碍　受伤当时立即出现，短者半小时、数小时或数日，长者数周、数月，有的为持续昏迷或植物状态生存。

（2）生命体征改变　常较明显，体温多在 38℃ 左右，脉搏和呼吸增快，血压正常或偏高。如出现休克，应注意全身检查。

（3）局灶症状与体征　受伤当时立即出现与颅内伤灶相应的神经功能障碍或体征，如运动区损伤后的锥体束征、肢体抽搐或瘫痪，语言中枢损伤后的失语以及昏迷患者脑干反射消失等。

（4）颅内压增高 为继发脑水肿或颅内血肿所致。可有脑膜刺激征。

（5）其他 患者清醒后有头痛、头晕、恶心、呕吐、记忆力减退和定向力障碍。

2. 影像学检查

（1）头部 X 线 多数患者可发现有颅骨骨折。

（2）头部 CT 了解有无骨折、有无脑挫裂伤和颅内血肿。

（3）头部 MRI 不仅可以了解脑损伤具体部位、范围及其周围脑水肿情况，而且可推测预后。但因检查时间较长，一般不作为首选检查方法。

3. 实验室检查

（1）血常规 了解应激状况。

（2）血气分析 在迟缓状态可有低氧血症、高二氧化碳血症存在。

（3）脑脊液检查 脑脊液中有红细胞或血性脑脊液。

【治疗原则】

1. 轻型脑挫裂伤患者通过急性观察期后，治疗与"弥漫性轴索损伤"相同。

2. 抗休克治疗：如合并有休克的患者首先寻找原因，积极抗休克治疗。

3. 重型脑挫裂伤患者应送重症监护病房。

4. 昏迷患者应注意维持呼吸道通畅。

（1）呼吸困难者，立即行气管插管连接人工呼吸机进行辅助呼吸。

（2）对呼吸道内分泌物多而影响气体交换，且估计昏迷时间较长者，应考虑行气管切开术。

5. 对伴有脑水肿的患者，应脱水治疗。

6. 对脱水治疗后监测颅内压仍持续在 30mmHg 以上时，因势必导致严重脑缺血或诱发脑疝，可考虑行开颅去骨瓣减压和（或）脑损伤灶清除术。

四、脑干损伤

头、颈部受到暴力后立即出现，多不伴有颅内压增高表现。脑干损伤的病理变化有脑干神经组织结构紊乱、轴索断裂、挫伤和软化。由于脑干内除有脑神经核团、躯体感觉运动传导束外，还有网状结构和呼吸、循环等生命中枢，故其致残率和死亡率均较高。

【诊断标准】

1. 临床表现

（1）昏迷 受伤当时立即出现，且昏迷程度较深、持续时间较长。意识障碍恢复比较缓慢，恢复后常有智力迟钝和精神症状。如网状结构受损严重，患者可长期呈植物状态生存。

（2）瞳孔和眼球运动变化 双侧瞳孔不等大、极度缩小或大小多变。对光反射异常。眼球向外下或内侧凝视。

（3）去大脑强直。

（4）病理反射阳性、肌张力增高、交叉性瘫痪或四肢瘫。

（5）生命体征变化。

①呼吸功能紊乱　常出现呼吸节律紊乱，表现为潮式呼吸、抽泣样呼吸或呼吸停止。

②心血管功能紊乱　心率及血压改变多出现在呼吸功能紊乱之后。

③体温变化　多数出现高热，脑干功能衰竭后体温不升。

（6）内脏症状

①消化道出血　是脑干损伤后多见的一种临床表现。

②顽固性呃逆　症状持久，难以控制。

2. 辅助检查

（1）脑脊液检查　腰椎穿刺脑脊液多呈血性，压力多为正常或轻度升高，当压力明显升高时，应除外颅内血肿。

（2）头部 X 线　可伴有颅骨骨折。

（3）头部 CT　在伤后数小时内检查，可显示脑干有点片状高密度区，脑干肿大，脚间池、桥池、四叠体池及第四脑室受压或闭塞。

（4）头部及上颈段磁共振　有助于明确诊断，了解伤灶明确部位和范围。

（5）脑干诱发电位　波峰潜伏期延长或分化不良。

【治疗原则】

1. 一般治疗措施同"脑挫裂伤"。

2. 对一部分合并有颅内血肿者，应及时诊断和手术。对合并有脑水肿或弥漫性轴索损伤者，应用脱水药物和激素等予以控制。

3. 伤后 1 周，病情较为稳定时，为保持患者营养，应由胃管进食。

4. 对昏迷时间较长的患者，应加强护理，防止各种并发症。

5. 可行高压氧治疗，以助于康复。

第五节　创伤性颅内血肿

创伤性颅内血肿形成后，随血肿体积不断增大，临床症状进行性加重而引起颅内压增高，导致脑疝形成，危及生命，是临床上常见的继发性脑损伤的主要类型。早期及时清除血肿，可在很大程度上改善预后。

一、血肿分类

1. 根据血肿的来源与部位

（1）硬脑膜外血肿。

（2）硬脑膜下血肿。

（3）脑内血肿。

（4）多发性血肿。

2. 根据血肿症状出现的时间

（1）急性血肿　伤后 72 小时以内出现症状者。

（2）亚急性血肿　伤后 3 日至 3 周内出现症状者。

（3）慢性血肿　伤后 3 周以上出现症状者。

二、硬脑膜外血肿

硬脑膜外血肿是指出血积聚于硬脑膜外腔与颅骨之间。出血来源与颅骨损伤关系密切，当颅骨骨折或颅骨在外力作用下瞬间变形，撕破位于骨沟内的硬脑膜动脉或静脉窦所引起的出血或骨折端的板障出血。在血肿形成过程中，除原出血点外，由于血肿的体积效应而不断使硬脑膜与颅骨分离，又可撕破另外一些小血管，使血肿不断增大，最终出现脑受压的症状。

【诊断标准】

1. 临床表现

（1）意识障碍　意识水平改变受原发性脑损伤及其后的血肿形成所致继发性脑损伤的影响，常见有如下几种类型。

①原发性脑损伤较轻，如脑震荡，有一过性意识障碍，而血肿形成速度不是很快，因此在脑疝形成前有一段数小时的中间清醒期，形成受伤后立即昏迷—清醒—再昏迷过程。

②原发性脑损伤较重，加之血肿形成较为迅速，此时无中间清醒期，仅表现为意识障碍进行性加重。

③原发性脑损伤甚轻或原发性脑损伤很局限，不存在原发性昏迷，只当血肿增大致脑疝形成后出现昏迷。

（2）头皮血肿或挫伤　往往在血肿形成部位有受力点所造成的头皮损伤。

（3）瞳孔变化　在血肿形成后的早期，患侧瞳孔一过性缩小，随之扩大，对光反射迟钝或消失；同侧上睑下垂。晚期双侧瞳孔散大。

（4）锥体束征　早期血肿对侧肢体力弱，逐渐进行性加重。晚期出现双侧肢体的去大脑强直。

（5）生命体征　表现为进行性血压升高、脉搏缓慢以及体温升高。

（6）其他　昏迷前有头痛、烦躁不安、呕吐、遗尿和癫痫发作等。

2. 辅助检查

（1）头部X线　约90%病例伴有颅骨骨折。

（2）头部CT　该项检查可明确是否有血肿形成并进行血肿定位、计算出血量，评估中线结构有无移位及有无脑挫伤等情况，骨窗像对骨折的认识更加明确。硬脑膜外血肿典型表现为颅骨内板与脑表面有一双凸镜形密度增高影。

【治疗原则】

1. 非手术治疗

仅用于病情稳定的小血肿，适应证如下。

（1）患者意识无进行性恶化。

（2）无神经系统阳性体征或原有神经系统阳性体征无进行性加重。

（3）无颅内压增高症状和体征。

（4）除颞区外，大脑凸面血肿量<30ml、颅后窝血肿量<10ml，无明显占位效应（中线结构移位<5mm、环池和侧裂池>4mm）。治疗方法基本同本章第四节的"脑挫裂伤"。但特别需要严密动态观察患者意识、瞳孔和生命体征变化，必要时行头部CT

复查。若发现病情变化或血肿增大，应立即行手术治疗。

2. 手术适应证

（1）有明显颅内压增高症状和体征的颅内血肿。

（2）CT 扫描提示明显脑受压的颅内血肿。

（3）幕上血肿量 >30ml、颞区血肿量 >20ml、幕下血肿量 >10ml。

（4）意识障碍进行性加重或出现昏迷。

三、急性硬脑膜下血肿

硬脑膜下血肿是指颅内出血血液积聚于硬脑膜下腔。硬脑膜下血肿是颅内血肿中发生率最高者，同时可为多发性血肿或与其他类型血肿伴发。

急性硬脑膜下血肿是指伤后 3 日内出现血肿症状者。多数伴有较重的对冲性脑挫裂伤和皮质的小动脉出血，伤后病情变化急剧。

【诊断标准】

1. 临床表现

（1）临床症状较重，并迅速恶化，尤其是特急性血肿，伤后仅 1~2 小时即可出现双侧瞳孔散大、病理性呼吸的濒死状态。

（2）意识障碍有中间清醒或好转期者少见，多数为原发性昏迷与继发性昏迷相重叠，或昏迷的程度逐渐加深。

（3）颅内压增高的症状出现较早，其间呕吐和躁动比较多见，生命体征变化明显。

（4）脑疝症状出现较快，尤其是特急性硬脑膜下血肿。一侧瞳孔散大后不久，对侧瞳孔散大，并出现去大脑强直、病理性呼吸等症状和体征。

（5）局灶性症状较多见，偏瘫、失语可来自脑挫裂伤或（和）血肿压迫。

2. 影像学检查

（1）头部 X 线　半数病例伴有颅骨骨折。

（2）头部 CT　在脑表面呈新月形或半月形高密度区，有助于诊断。

3. 实验室检查

同本章第四节的"脑挫裂伤"。

【治疗原则】

治疗原则同本节前述"硬脑膜外血肿"。

四、慢性硬脑膜下血肿

慢性硬脑膜下血肿为伤后 3 周以上出现血肿症状者，好发于老年患者。血肿大多广泛覆盖大脑半球的额、顶和颞叶。血肿有黄褐色或灰色结缔组织包膜，血肿内容早期为黑褐色黏稠液体，晚期为黄色或清亮液体。

【诊断标准】

1. 临床表现

（1）病史　多不明确，可有轻微外伤史，或已无法回忆。

（2）慢性颅内压增高症状　常于受伤 2~3 个月后逐渐出现头痛、恶心、呕吐、复视、视物模糊、一侧肢体无力和肢体抽搐等。

（3）精神智力障碍　表现为记忆力减退、理解力差、智力迟钝、精神失常，有时误诊为神经官能症或精神病。

（4）局灶性症状　由于血肿压迫所导致轻偏瘫、失语、同向性偏盲、视神经乳头水肿等。

2. 影像学检查

（1）头部X线　可显示脑回压迹、蝶鞍扩大和骨质吸收。

（2）头部CT　颅骨内板下可见一新月形或半月形混杂密度或等、低密度阴影，中线结构移位，脑室受压。

（3）头部MRI　有助于确诊。

3. 实验室检查

（1）血常规检查　了解机体状态。

（2）凝血功能及血小板检查　了解凝血因素是否正常。

【治疗原则】

1. 非手术治疗

对不适合手术的患者，可采用甘露醇脱水降颅压治疗。

2. 手术治疗

（1）颅骨钻孔闭式引流术。

（2）开颅血肿清除术，适用情况如下。

①闭式引流术未能治愈者。

②血肿内容为大量血凝块。

③血肿壁厚，引流后脑组织不能膨起者，手术旨在将血肿及血肿壁一并切除。

3. 手术后并发症

（1）血肿复发或形成积液。

（2）引流管损伤脑组织或皮层血管。

（3）气颅。

（4）手术后感染。

（5）癫痫发作。

五、脑内血肿

脑内血肿多发生在脑挫裂伤最严重的损伤灶内，常见的血肿部位有额叶底部、颞极以及凹陷性骨折处的深部，有时可与硬脑膜下血肿伴发，老年人好发于脑深部白质内。

【诊断标准】

1. 临床表现

（1）头部外伤史　受伤机制多为对冲伤。

（2）意识障碍　呈进行性加重或伤后持续性昏迷，很少有中间清醒期。如血肿破入脑室，意识障碍则更加明显。如系凹陷性骨折所致脑内血肿，则患者可能有中间清醒期。

（3）颅内压增高　症状一般较明显。

（4）影像学体征　与血肿所在部位有密切关系，可见有偏瘫、失语、癫痫发作等。

2. 影像学检查

（1）头部 X 线　除外颅骨骨折，特别是凹陷性颅骨骨折。

（2）头部 CT　在脑挫裂伤灶附近或脑深部白质内见到圆形或不规则高密度或混杂密度血肿影，即可诊断。

3. 实验室检查

同本节前述"慢性硬脑膜下血肿"。

【治疗原则】

治疗原则同本节前述"硬脑膜外血肿"。

六、迟发性外伤性颅内血肿

迟发性外伤性颅内血肿是指头部外伤后首次影像学检查未发现血肿，经过一段时间后重复 CT 扫描，或手术发现的血肿，或原出血处逐渐扩大形成的血肿。迟发性血肿可发生在硬脑膜外、硬脑膜下和脑实质内，短者伤后数小时、数日，长者数周甚至数月。降低迟发性外伤性颅内血肿病死率和致残率的关键在于早期诊断和治疗。

【诊断标准】

1. 临床表现

出现以下情况，可考虑本病的可能。

（1）严重的临床症状，剧烈头痛、频繁呕吐、烦躁不安及有意识障碍；但是 CT 所显示的脑损伤却较轻微，可表现为少量出血、单纯颅骨骨折、蛛网膜下腔出血等。

（2）经正确恰当的治疗后伤者意识状态无好转或一度好转后又恶化。

（3）观察及治疗过程中出现新的神经系统损害表现，如偏瘫、失语、瞳孔散大等。

（4）出现局限性癫痫发作。

（5）伤后或术后患者长时间处于低意识水平，或减压窗膨隆明显且张力较高。

（6）颅内压监测持续升高或一度平稳后突然升高。

2. 影像学检查

首选头部 CT 检查，早期复查有助于及时发现原来无血肿区的新发血肿。

3. 实验室检查

复查凝血机制，如有异常，则出现迟发性血肿的几率增加，需更加密切监测患者。

【治疗原则】

1. 早期发现，及时行血肿清除手术。

2. 小血肿无手术指征，可采用保守治疗，脱水、抗生素、抑酸、营养、神经代谢药物等支持治疗。但必须严密观察病情和 CT 监测。

3. 积极防治并发症　对并发脑疝病情严重者，清除血肿的同时可行广泛减压颅骨切除术。

4. 如血肿发生在颅后窝且并发急性脑积水、急性颅内压增高者，应行脑室体外引流术，随即行血肿清除术。

第六节 开放性颅脑损伤

开放性颅脑损伤除头部开放性创伤外，常有不同程度的脑损伤、出血、水肿、感染等继发性损害。与闭合性颅脑损伤相比较，除损伤原因不同外，因有创口存在，可致失血性休克、颅内感染等。

【诊断标准】

1. 临床表现

（1）明确病史 询问受伤时间、致伤物种类及经过何种处理。

（2）头部创口检查 应仔细检查创口大小、形状，有无活动性出血、有无异物及碎骨片、有无脑组织或脑脊液流出。

（3）意识障碍 取决于脑损伤部位和程度。局限性开放性损伤未伤及脑重要结构或无颅内高压患者，通常无意识障碍；而广泛性脑损伤、脑干或下丘脑损伤、合并颅内血肿或脑水肿引起颅内高压者，可出现不同程度的意识障碍。

（4）局灶性症状 依据脑损伤部位不同，可出现偏瘫、失语、癫痫、同向性偏盲、感觉障碍等。

（5）颅内高压症状 创口小、创道内血肿或（和）合并颅内血肿以及广泛性脑挫裂伤而引起严重颅内压升高者，可出现头痛、呕吐、进行性意识障碍，甚至发生脑疝。

2. 影像学检查

（1）头部 X 线 了解颅骨骨折的部位、类型，颅内金属异物或碎骨片嵌入的位置等情况。

（2）头部 CT 对诊断颅内血肿、脑挫裂伤、蛛网膜下腔出血、脑中线结构移位、脑室大小与形态等有意义；亦可显示颅内异物以及颅骨骨折。

3. 实验室检查

（1）血常规检查 了解失血、失体液情况。

（2）腰椎穿刺 主要了解有无颅内感染和颅内压情况，但要慎重。

【治疗原则】

1. 非火器性颅脑损伤

（1）及时清创处理，预防感染 应尽早清除挫伤组织、异物、血肿，修复硬脑膜及头皮创口，变有污染的开放性伤道为清洁的闭合性伤道，为脑损伤的修复创造有利条件。

（2）清创手术 尽可能在伤后 6~8 小时内行清创，但清创时间多取决于患者伤后来院就诊时间。目前应用抗生素的条件下，早期清创缝合时间最晚可延长至 48 小时。清创完毕应缝好硬脑膜与头皮。伤道与脑室相通时，应清除脑室内积血，留置脑室引流管。如果脑组织膨胀，术后颅压仍高，可以不缝硬脑膜，并视情况做外减压（颞肌下减压或去骨瓣减压）。伤后 24 小时内，肌内注射破伤风抗毒素或破伤风人免疫球蛋白。

（3）特殊伤的处理 钢钎、钉、锥等刺入颅内形成较窄的伤道，有时因致伤物为颅骨骨折所嵌顿，在现场急救时不要贸然将其拔除，特别是伤及静脉窦所在处或鞍区等部位时，仓促拔出致伤物可能引起颅内大出血或附加损伤并引起不良后果。接诊后应行头部正、侧位及必要的特殊位置 X 线平片，了解伤道以及致伤物大小、形状、方向、深度、是否带有钩刺与受累范围。如果异物近大血管、静脉窦，可进一步行脑血管造影、CT 血管重建等查明致伤物与血管等邻近结构的关系。根据检查所获取的资料，分析可能出现的情况，研究取出致伤物的方法，做好充分准备再行手术。

（4）静脉窦损伤的处理　首先要做好充分输血准备。上矢状窦损伤时，应先在其周边扩大颅骨骨窗，再取出嵌于静脉窦裂口上的骨片，同时立即以棉片压住窦的破裂口，并小心检查窦损伤情况。小的破裂口用止血海绵或辅以生物胶即可止住；大的破裂口则需用肌筋膜片覆盖并缝合固定，亦可取人工硬脑膜修补以达到妥善止血的目的。

2. 火器性颅脑损伤

火器性颅脑损伤包括及时合理的现场急救，快速安全的转送，在有专科医师和设备的医院进行早期彻底清创和综合治疗。其中颅脑穿透伤伤情较重，分为：①盲管伤，仅有射入口，致伤物停留在伤道末端，无射出口；②贯通伤，投射物贯通颅腔，有射入口和射出口，形成贯通伤道，多为高速枪伤所致，脑损伤广泛而严重，是火器性颅脑损伤最严重者；③切线伤，投射物与头部呈切线方向擦过，飞离颅外，射入口和射出口相近，头皮、颅骨、硬脑膜和脑组织浅层皮层呈沟槽状损伤，所以又称沟槽伤。

（1）现场急救与转送。

（2）早期清创处理　清创的目的是把创道内污染物如毛发、泥沙、碎骨片、弹片等异物、坏死或碎化的脑组织、血块等清除，经清创后使创道清洁且无异物、无出血、无坏死脑组织，然后修补硬脑膜，缝合头皮，由开放伤变为闭合伤。清创要求及早和彻底，同时尽可能不损伤健康脑组织，保护脑功能。伤后 24 小时内，过敏试验阴性者应肌内注射破伤风抗毒素或破伤风人免疫球蛋白。

（3）术后处理　应定时观察意识、瞳孔、生命体征的变化和神经系统体征。观察有无继发性出血、脑脊液漏，必要时行 CT 动态观察。加强抗感染、抗脑水肿、抗休克治疗，术后常规抗癫痫治疗，加强全身支持治疗；昏迷患者保持呼吸道通畅，吸氧并加强全身护理，预防肺炎、压疮和泌尿系感染。

第七节　脑损伤的分级及预后

脑损伤的分级便于评价疗效和预后，有利于对伤情进行鉴定。

一、Glasgow 昏迷评分法

此评分法适用于对伤情的临床评定，其评定项目见表 2 - 1。将处于 13 ~ 15 分者判定为轻度；9 ~ 12 分者判定为中度；3 ~ 8 分者判定为重度。

表 2 – 1　Glasgow 昏迷评分法（GCS）

睁眼反应	计分	语言反应	计分	运动反应	计分
能自行睁眼	4	能对答，定向正确	5	能按吩咐完成动作	6
呼之能睁眼	3	能对答，定向有误	4	刺痛时能定位，手举向疼痛部位	5
刺激能睁眼	2	胡言乱语，不能对答	3	刺痛时肢体能回缩	4
不能睁眼	1	仅能发音，难辨语言	2	刺痛时双上肢呈过度屈曲	3
		不语	1	刺痛时肢体过伸	2
				刺痛时肢体无反应	1

二、伤情轻重分级

1. 轻型（Ⅰ级）

主要指单纯脑震荡，无颅骨骨折且意识丧失不超过 30 分钟者，有轻度头痛、头晕等自觉症状，神经系统、神经影像和脑脊液检查无明显改变，GCS 13～15 分者为轻型。

2. 中型（Ⅱ级）

主要指轻度脑挫裂伤或颅内小血肿，有或无颅骨骨折、颅底骨折及蛛网膜下腔出血，无脑受压，昏迷在 6 小时以内，有轻度神经系统阳性体征，有轻度生命体征改变，GCS 9～12 分者为中型。

3. 重型（Ⅲ级）

主要指广泛颅骨骨折、广泛脑挫裂伤、脑干损伤或颅内血肿，昏迷在 6 小时以上，意识障碍逐渐加重或出现再昏迷，有明显的神经系统阳性体征，有明显生命体征改变，GCS 3～8 分者为重型。

三、Glasgow 预后分级

1975 年 Jennett 和 Bond 提出伤后半年至 1 年患者恢复情况的分级。

Ⅰ级　死亡。

Ⅱ级　植物生存，长期昏迷，去皮层或去大脑强直状态。

Ⅲ级　重残，需他人照顾。

Ⅳ级　中残，生活能自理。

Ⅴ级　良好，成人能工作、学习。

四、颅脑损伤的后期并发症

1. 外伤后癫痫。

2. 交通性脑积水。

3. 脑外伤后综合征或"脑震荡后综合征"。

4. 促性腺激素减低性性腺功能减退症。

5. 慢性创伤性脑病。

6. 阿尔茨海默病（AD）：颅脑损伤（尤其是重型颅脑损伤）促进淀粉样蛋白的沉积。

附：颅脑损伤风险的临床评价

一、低度颅脑损伤风险

【临床表现】

1. 无症状。

2. 头痛。

3. 头昏或头晕。

4. 头皮血肿、裂伤、挫伤、擦伤。

5. 未出现中度和高度颅脑损伤的表现标准（无意识丧失等）。

【治疗原则】

1. 可以回家观察。

2. 出现以下症状立即随诊

（1）意识水平改变（包括不易唤醒）。

（2）行为异常。

（3）头痛加重。

（4）言语含糊。

（5）一侧上肢和（或）下肢力弱和（或）感觉丧失。

（6）持续呕吐。

（7）一侧或双侧瞳孔散大，用亮光照射时不缩小（对光反射迟钝甚或消失）。

（8）癫痫（痉挛或抽搐发作）。

（9）受伤部位肿胀明显加重。

3. 在 24 小时以内不要应用作用强于对乙酰氨基酚的解热镇痛药，不要应用阿司匹林或其他抗炎药物。

4. 一般不需要行 CT 检查。

5. 非移位的线性骨折不需要治疗。

二、中度颅脑损伤风险

【临床表现】

1. 受伤当时或伤后有意识改变或丧失。

2. 头痛进行性加重。

3. 外伤后癫痫。

4. 年龄小于 2 岁（除非外伤轻微）。

5. 呕吐。

6. 外伤后遗忘。

7. 颅底骨折的征象。

8. 多发损伤。

9. 严重的面部损伤。

10. 可能存在颅骨穿通性损伤或凹陷性骨折。

11. 儿童受到虐待。

12. 明显的帽状腱膜下肿胀。

【辅助检查】

1. 头部 CT

仅依据本组临床表现本身进行诊断易于遗漏严重的颅内损伤，最常见的是出血性脑挫裂伤，须结合头部 CT 检查。

2. 头部 X 线

首选 CT 检查，只有在明确有凹陷性骨折时此项检查才有重要意义。

【治疗原则】

1. 住院观察

如果患者的条件不符合下述院外观察指标（包括无条件做 CT 检查），需要住院观察以除外神经系统功能的恶化。

2. 院外观察指标

（1）头部 CT 检查正常。

（2）初次检查 GCS≥14 分。

（3）未满足高度风险的标准。

（4）患者就诊当时神经系统功能正常（对受伤事件的遗忘是可以接受的）。

（5）儿童患者有清醒可负责的成年人监护。

（6）患者在必要时能够方便地回到医院急诊室。

（7）没有伴随的复杂情况（如没有可疑家庭暴力，包括儿童受到虐待）。

三、高度颅脑损伤风险

【临床表现】

1. 意识障碍　没有明确的药物作用、代谢性疾病、癫痫发作等原因。

2. 局灶性神经系统体征。

3. 意识水平进行性下降。

4. 颅骨穿通性损伤和凹陷性骨折。

【治疗原则】

1. 头部 CT 检查，住院治疗。

2. 如果出现局灶体征，通知手术室做好准备。

3. 病情迅速恶化者，应考虑急诊手术。

第三章　颅脑肿瘤

第一节　胶质瘤

神经胶质瘤是由神经外胚叶衍化而来的神经胶质所发生的肿瘤，是颅内肿瘤中最常见的一种。从神经外胚叶衍化而来的神经胶质有星形胶质、少突胶质和室管膜细胞等，它们都可以发生肿瘤。

【诊断标准】

1. 临床表现

（1）病史　依据病变部位及性质，病史表现各异。一般起病缓慢；但位于脑脊液通道附近的肿瘤因易继发脑积水，病史较短。

（2）症状和体征

1）颅压高　症状的发展通常呈缓慢、进行性加重的过程，少数有中间缓解期。典型表现为头痛、呕吐和眼底视神经乳头水肿。

2）局灶症状与体征

①大脑半球肿瘤　位于大脑半球，如位于功能区或其附近，可早期表现有神经系统定位体征。

精神症状：主要表现有人格改变和记忆力减退。如反应迟钝、生活懒散、近记忆力减退、判断能力差。亦可有脾气暴躁、易激动或欣快等。

癫痫发作：包括全身性及局限性发作。发作多表现为由一侧肢体开始的抽搐，有些表现为发作性感觉异常。

锥体束损伤：肿瘤对侧偏身或单一肢体力弱或瘫痪。病初为一侧腹壁反射减弱或消失，继而病变对侧腱反射亢进、肌张力增加和病理反射阳性。

感觉异常：主要表现为皮质觉障碍，如肿瘤对侧肢体的关节位置觉、两点辨别觉、图形觉、实体感觉等障碍。

失语和视野改变：如肿瘤位于优势半球额下回后部和颞枕叶深部，可出现相应表现。

②第三脑室后部肿瘤　位于第三脑室后部松果体区的肿瘤主要表现为颅压增高所引起的症状及体征，肿瘤增大或向一侧发展时尚可有局部体征，如四叠体症状：双眼上视障碍和瞳孔对光反射及调节反射障碍。

③颅后窝肿瘤　肿瘤位于小脑半球、小脑蚓部、脑干和脑桥小脑角所引起的相应表现。

小脑体征：肿瘤压迫小脑上蚓部，引起躯干性共济失调，如步行时两足分离过远、步态蹒跚，持物不稳，眼球水平震颤等；患侧肢体共济失调，如指鼻试验和跟－膝－胫试验不准，轮替试验缓慢笨拙等。

脑干体征：交叉性麻痹。

桥脑小脑角体征：病变同侧中后组脑神经症状，如耳鸣、耳聋、眩晕、面部麻木、面肌抽搐或麻痹、声音嘶哑、吞咽呛咳等。

2. 辅助检查

（1）头部 X 线　可表现为颅内生理钙化移位，局限性骨质改变，肿瘤钙化；鞍区或内听道骨质改变等。

（2）头部 CT 和 MRI　根据肿瘤组织形成的异常密度和信号区，以及肿瘤对脑室和脑池系统的压迫来判断。根据 CT 及 MRI 的信号可对肿瘤的性质进行初步判定。详见表 3-1。

表 3-1　根据 CT 及 MRI 的胶质瘤分级

Kernohan 分级		影像学特征
I	CT：低密度 MRI：异常信号	无占位效应，无增强
II	CT：低密度 MRI：异常信号	占位效应，无增强
III	复杂	增强
IV	坏死	环形增强

多数低级别胶质瘤在 CT 及 MRI 片上不增强（亦有 40% 的病例出现增强，并且增强者预后更差）。CT 扫描通常表现为低密度，MRI 的 T_1 加权像为低信号、T_2 加权像为高信号且范围超过肿瘤的边界。少数恶性胶质瘤不增强。胶质母细胞瘤 CT 表现为环形增强，低密度的胶质母细胞瘤的中央区代表坏死区，环形强化带为肿瘤细胞，不过肿瘤细胞也可延伸至远离"增强环"15mm 范围。

为了评价肿瘤的切除程度，最好在术后 48 小时内行头部 MRI 平扫 + 增强 + FLAIR 扫描。术后早期 CT 普通扫描可及时发现术后出血、梗死等情况，并大致判断肿瘤切除程度。CT 或 MRI 增强扫描所见的密度增高区可能代表残余的肿瘤。大约 48 小时后，术后炎性血管改变导致的强化开始出现，且与肿瘤难以区别，这种改变到大约术后 30 日左右减弱，但可持续 6~8 周。

（3）脑血管造影　仅在某些情况下需要。表现为正常血管移位和曲度改变、病变的新生血管形成。

3. 鉴别诊断

须与脑炎，脑脓肿，脑胶质增生，炎性肉芽肿，脑内血肿及慢性硬脑膜下血肿，脑血栓形成和脑栓塞，良性颅压高等相鉴别。

【病理分型】

通常将脑胶质瘤分为星形细胞瘤、少突胶质细胞瘤、胶质母细胞瘤等不同病理类型。具体的分型可根据 WHO 标准，恶性肿瘤可以进一步被分为 I~IV 级。确诊需依靠病理检查结果。分子病理学检测可帮助进一步细化亚型诊断，并对预后的判断及后续治疗方案的选择提供依据。

（一）星形细胞→星形细胞瘤

1. 弥漫性浸润性星形细胞瘤（这些肿瘤有恶变倾向）

（1）星形细胞瘤（Ⅱ级） 变异类型有：①纤维型；②肥胖细胞型；③原浆型；④混合型。

（2）间变（恶性）星形细胞瘤（Ⅲ级）。

（3）多形性胶质母细胞瘤（GBM）（Ⅳ级） 恶性程度最高的星形细胞瘤。变异类型有：①巨细胞型胶质母细胞瘤；②胶质肉瘤。

2. 更局限的病变（这些肿瘤无向间变星形细胞瘤及 GBM 发展的倾向）

（1）毛细胞型星形细胞瘤。

（2）多形性黄色星形细胞瘤（包括间变多形性黄色星形细胞瘤）。

（3）室管膜下巨细胞型星形细胞瘤。

（二）少突胶质细胞→少突胶质细胞瘤

1. 少突胶质细胞瘤（Ⅱ级）。

2. 间变少突胶质细胞瘤（Ⅲ级）。

（三）室管膜细胞→室管膜细胞瘤

1. 室管膜细胞瘤 变异类型有：①乳头型；②透明细胞型；③伸长细胞型。

2. 间变（恶性）室管膜瘤。

3. 黏液乳头状室管膜瘤。

4. 室管膜下瘤。

5. 室管膜瘤 *RELA* 融合基因阳性。

（四）混合型胶质瘤

1. 少突-星形细胞瘤。

2. 间变（恶性）少突-星形细胞瘤。

（五）脉络丛肿瘤

1. 脉络丛乳头状瘤。

2. 不典型脉络丛乳头状瘤。

3. 脉络丛癌。

（六）其他胶质瘤

1. 星形母细胞瘤。

2. 第三脑室脊索样胶质瘤。

3. 血管中心性胶质瘤。

（七）神经元及混合性胶质-神经元肿瘤

1. 神经节细胞瘤。

2. 神经节细胞胶质瘤。

3. 小脑发育不良性神经节细胞瘤（Lhermitte-Duclos 病）。

4. 间变（恶性）神经节细胞胶质瘤。

5. 婴儿促结缔组织生成性星形细胞胶质瘤/神经节细胞胶质瘤。

6. 胚胎发育不良性神经上皮瘤。

7. 中枢神经细胞瘤。

8. 脑室外中枢神经细胞瘤。

9. 副神经节瘤。

10. 小脑脂肪神经细胞瘤。

11. 形成菊形团的胶质－神经元肿瘤。

12. 弥漫性柔脑膜胶质－神经元肿瘤。

13. 乳头状胶质－神经元肿瘤。

（八）松果体细胞瘤

1. 松果体细胞瘤。

2. 松果体母细胞瘤。

3. 中间分化型松果体实质细胞肿瘤。

4. 松果体区乳头状瘤。

（九）胚胎性肿瘤

1. 原发性神经外胚层肿瘤（PNET）。

（1）髓母细胞瘤 组织学分类：

①髓母细胞瘤，经典型。

②髓母细胞瘤，促结缔组织生成/结节型。

③伴有广泛结节的髓母细胞瘤。

④髓母细胞瘤，大细胞型/间变型。

（2）大脑（幕上）和脊髓PNET。

2. 髓上皮瘤。

3. 中枢神经系统神经母细胞瘤（其他类型：中枢神经系统节细胞神经母细胞瘤）。

4. 胚胎性肿瘤伴多层菊形团。

5. 非典型畸胎样/横纹肌样肿瘤。

【治疗原则】

根据胶质瘤的类型和恶性程度的不同，其对于各种治疗方法的敏感性和效果亦有较大差异。因此，在治疗方法的选择上具有不同的原则和特点。

（一）低级别星形细胞瘤

WHO Ⅰ～Ⅱ级。

1. 治疗方法选择

（1）手术切除肿瘤。

（2）放射治疗。

（3）化疗。

（4）放射治疗和化疗联合使用。

2. 外科手术治疗

（1）在下列低级别星形细胞瘤中，外科手术应作为首要治疗措施：

①临床和影像学资料不能获得确切诊断的患者建议行手术活检或部分切除以确定诊断。

②毛细胞型星形细胞瘤 包括发生于儿童或青少年的小脑半球和幕上毛细胞型星

形细胞瘤。

③肿瘤巨大或囊性肿瘤　有导致脑疝的可能。

④阻塞脑脊液循环通路。

⑤用于治疗难治性癫痫。

⑥为了减少辅助性治疗及其对儿童的副作用（尤其是年龄小于 5 岁的患儿）。

⑦小型肿瘤的侵袭性不如大型肿瘤，可能更适合早期手术治疗。

（2）对于大多数浸润生长的大脑半球胶质瘤，外科手术无法治愈，这些肿瘤许多不能完全切除。在可能的情况下完全切除可改善预后。

（3）对于水肿明显的大脑半球胶质瘤，建议术前 3 天开始口服激素，如泼尼松，每次 5mg，每日 3 次。术后继续静脉给予甲泼尼龙 40～80mg 或地塞米松 10mg。

（4）由于低级别胶质瘤的边界在术中不易辨认，尤其是脑深部和功能区附近的病变，一些辅助性措施如影像导航技术、术中 B 超等对于确定深部或重要功能区肿瘤的边界有帮助。

（5）全麻术后应注意电解质改变和 24 小时出入量监测，尤其是不能进食或进食差，可能存在下丘脑损伤者。有异常者至少每日 2 次监测电解质变化。

（6）老年患者或短期内不能下床活动的患者应注意预防下肢血栓形成和肺栓塞。相关治疗包括低分子肝素注射和穿弹力袜等。

（7）抗癫痫药物治疗原则

①对于术前有癫痫症状的患者，术前应口服抗癫痫药物治疗。有条件者查血药浓度。

②常用的一线抗癫痫药物包括卡马西平（100mg，口服，每日 3 次），丙戊酸钠缓释片（500mg，口服，每日 2 次，数天后血药浓度达到有效治疗范围后可改为每日 1 次）和苯妥英钠（100mg，口服，每日 3 次）。

③手术结束前 30 分钟即开始抗癫痫治疗［注射用丙戊酸钠，800mg，静注后以 $1mg/(kg \cdot h)$ 静脉持续泵入，至改为口服治疗］。

④术前无癫痫者，可在围手术期短期服用抗癫痫药物。术后出现癫痫者服用 6～12 个月，手术前、后均有发作者则服用 1～2 年。

⑤原则上以 1 种一线抗癫痫药物为主，必要时可联合用药。

⑥用药期间注意相关药物副作用，如皮疹、肝功能损害、血细胞下降等。长期用药时每月至少定期复查 1 次相关指标。

⑦停药时应逐渐减量。

3. 放射治疗

回顾性研究显示放射治疗可以延长胶质瘤患者的无进展生存期和总生存期。对年龄大于 40 岁、肿瘤未完全切除、复发或进展且不能手术、恶变时可考虑放疗。具体放射治疗计划由放射科医师制定。

4. 化疗

PCV［丙卡巴肼（procarbazine），洛莫司汀（CCNU）和长春新碱（vincristine）］方案或替莫唑胺常可在一定程度上控制肿瘤的生长。详见表 3-2。

表 3 – 2　胶质瘤常用化疗药物和作用机制

	化疗药物	作用机制
A	亚硝基脲：卡莫司汀（BCNU），洛莫司汀（CCNU），尼莫斯汀（ACNU）	DNA 交联，氨基团甲基化
B	烷基化（甲基化）药物：替莫唑胺，甲（基）苄肼（丙卡巴肼）	DNA 碱基化，干扰蛋白质合成
C	卡铂，顺铂	通过链内交联产生螯合作用
D	氮芥：环磷酰胺，异环磷酰胺	DNA 碱基化，正碳离子形成
E	长春花生物碱：长春新碱，长春碱	微管功能抑制剂
F	Epidophyllotoxins（ETOP – oside，VP – 16，替尼泊苷，VM – 26）	拓扑异构酶 II 抑制剂
G	拓扑替康（topotecan），伊立替康（irinotecan）（CPT – 11）	拓扑异构酶 I 抑制剂
H	他莫昔芬（tamoxifen）	蛋白激酶 C 抑制剂
I	羟基脲	
J	博来霉素	
K	紫杉醇（paclitaxol）	
L	甲氨蝶呤（MTX）	
M	胞嘧啶：阿拉伯糖苷	
N	皮质激素：甲泼尼龙，地塞米松	
O	氟尿嘧啶（FU）	

5. 其他治疗

包括免疫治疗，基因治疗，溶瘤病毒治疗，光动力治疗等。

（二）高级别（恶性）星形细胞瘤

对于恶性星形细胞瘤（WHO Ⅲ～Ⅳ级）患者，治疗方法的选择首先考虑到以下 3 个影响生存期的独立因素：①年龄，所有研究均发现年龄是最有意义的预后因素，年轻患者预后较好；②病理学特征；③入院时的功能状态（如 Karnofsky 评分）。

1. 外科手术治疗

（1）与其他治疗方法相比，手术切除使肿瘤细胞减少加外放射治疗一直被作为标准治疗方案。

（2）肿瘤切除程度和术后影像检查发现的残余肿瘤体积对肿瘤发展及平均生存期有显著影响。手术并不能治愈这些肿瘤，因此手术应该以延长患者的高质量生存时间为目标；通常情况下神经功能良好的患者，单个脑叶内的胶质瘤切除后可以达到这一效果。

（3）多形性胶质母细胞瘤部分切除术后出血和（或）水肿导致脑疝的几率很高，而次全切除对于延长生存期益处不大。因此，只有在完全切除肿瘤可行的情况下或患者家属要求下才考虑手术治疗。

（4）老年患者手术风险较大，应慎重考虑。

（5）术前无癫痫者，可于围手术期短期服用抗癫痫药物。术后出现癫痫者服用 6～12 个月，手术前、后均有发作者则服用 1～2 年。

（6）复发肿瘤的再次手术治疗

①约 10% 的复发肿瘤远离原发部位。

②复发肿瘤再次手术可在一定程度上延长生存期。

③除 Karnofsky 评分外，对再次手术有显著意义的预后因素包括年龄和两次手术间隔的时间，间隔时间越短则预后越差。

④再次手术的并发症发生率更高。

（7）建议下列患者不宜或慎重采用外科手术治疗：

①广泛性优势脑叶的胶质母细胞瘤。

②双侧侵犯明显的病变（如巨大蝶形胶质瘤）。

③老年或合并其他系统疾病，身体状况较差的患者。

④Karnofsky 评分低的患者（通常情况下，在使用皮质激素时的神经功能状况是术后预期能够达到的最好功能，手术对神经功能的改善很少能超过这种程度）。

⑤复发性胶质母细胞瘤。

2. 放射治疗

患者一般状况允许时可进行放疗。恶性胶质瘤外放射治疗的常用剂量为 50～60Gy。可分为局部外放射治疗和全脑外放射治疗。

3. 化疗

（1）在所有使用的化疗药物中有效率不超过 30%～40%，大多数只有 10%～20%。普遍认为肿瘤切除越多，化疗效果越好，传统化疗药物在放射治疗前使用更为有效。对于胶质母细胞瘤，新型化疗药物替莫唑胺推荐与放疗同时进行。

（2）烷化剂在大约 10% 的患者中有显著疗效。卡莫司汀和顺铂是目前用于恶性胶质瘤治疗的主要化疗药物。目前，新型烷化剂替莫唑胺用于胶质母细胞瘤被广泛推荐。

4. 立体定向活检

（1）立体定向活检可能会使 25% 的胶质母细胞瘤患者漏诊。

（2）在中央低密度区（坏死）和周边环形强化区采集标本时，活检检出率最高。

（3）怀疑恶性星形细胞瘤时，下列情况应考虑活检：

①肿瘤位于重要功能区或手术难以到达的区域。

②大型肿瘤合并轻微神经功能障碍。

③一般情况差，难以承受全身麻醉的患者。

④当未确定诊断时，为了明确诊断以便决策最佳的进一步治疗方案时。如多形性胶质母细胞瘤和淋巴瘤在影像学检查方面表现可能相似，如果没有免疫染色，病理学上也可误诊。活检应予认真考虑，避免对首选放射治疗和化疗的淋巴瘤进行手术治疗。

5. 其他治疗

包括免疫治疗，基因治疗，溶瘤病毒治疗，光动力治疗等综合治疗。

第二节　特殊类型的胶质瘤

一、毛细胞型星形细胞瘤

毛细胞型星形细胞瘤与弥漫性星形细胞瘤显著不同。其主要特征包括：

（1）发病平均年龄小于典型的弥漫性星形细胞瘤；小脑毛细胞型星形细胞瘤好发年龄为 10～20 岁。

（2）预后较弥漫性星形细胞瘤好，存活期更长。

（3）影像学表现不一，病灶可强化，常为囊性伴有瘤结节；发生于小脑时常为囊性，半数以上有瘤结节。

（4）病理学表现为紧凑或疏松星形细胞伴有纤维和（或）嗜酸性颗粒小体。

【诊断标准】

1. 发生部位

毛细胞型星形细胞瘤可发生于脑和脊髓的任何部位，儿童及青年多见。

（1）视神经胶质瘤和下丘脑胶质瘤

①发生于视神经的毛细胞型星形细胞瘤称为视神经胶质瘤。

②当它们发生于视交叉时，无论从临床还是影像学上，通常与下丘脑或第三脑室区的胶质瘤难以区分。

③下丘脑及第三脑室区毛细胞型星形细胞瘤　影像学上可表现为脑室内肿瘤，多数可侵及视交叉，与视神经胶质瘤无法鉴别。可表现为"间脑综合征"，在儿童中这是一种少见的综合征，常由下丘脑前部的侵袭性胶质瘤引起，典型表现为皮下脂肪缺失伴多动、过度敏感和欣快感，也可表现为低血糖、发育障碍、头部增大等。

（2）大脑半球毛细胞型星形细胞瘤　发病年龄大于视神经或下丘脑胶质瘤（如青年发病者更多见），此部位毛细胞型星形细胞瘤与弥漫性星形细胞瘤（恶性程度更高）容易混淆。毛细胞型星形细胞瘤通常由一囊腔和一瘤结节组成（弥漫性星形细胞瘤通常无此改变），这一点可以与弥漫性星形细胞瘤区别。部分毛细胞型星形细胞瘤有钙化团。

（3）脑干胶质瘤　通常为纤维浸润型，只有少部分是毛细胞型星形细胞瘤，多为预后良好、位于脑干背侧的外生型肿瘤。

（4）小脑毛细胞型星形细胞瘤　曾被称为"囊性小脑星形细胞瘤"。

（5）脊髓毛细胞型星形细胞瘤　发病年龄较脊髓弥漫性星形细胞瘤年轻。

2. 辅助检查

CT 及 MRI 表现如下。

（1）毛细胞型星形细胞瘤常表现为边界清楚，注药后增强（与低级别弥漫性星形细胞瘤不同）。

（2）多数情况下有一囊腔，囊内有一结节，周围无水肿或水肿轻微。

（3）可发生于中枢神经系统任何部位，最常见于脑室周围。

3. 鉴别诊断

需与弥漫性星形细胞瘤鉴别。

（1）特征性病理学表现存在；但如特征性病理学表现不明显，或在标本组织较少（如立体定向活检）时，则单纯依靠病理学检查不足以鉴别。

（2）提示该诊断的其他因素包括：患者的发病年龄，神经影像学特征性表现等。

【治疗原则】

1. 此类肿瘤的自然生长速度缓慢，首选治疗是在不导致功能缺失的情况下最大限度地切除肿瘤。有些肿瘤侵及脑干、脑神经或血管，使肿瘤切除受限。

2. 由一个真性囊腔和瘤结节构成的肿瘤，切除瘤结节就足够了，非肿瘤性囊壁可以不切除。有些肿瘤具有一个"假囊"，囊壁厚且强化（在 CT 及 MRI 片上），这种囊壁则应切除。

3. 由于此类肿瘤术后 5 年和 10 年生存率很高，且在这期间内放射治疗的并发症发生率高，同时没有完全切除的肿瘤复发生长速度缓慢，因此不建议术后立即行放射治疗；应定期复查 CT 或 MRI 并进行随访，如果肿瘤复发，可再次手术。当复发肿瘤无法切除或病理学提示肿瘤恶性变时可考虑放射治疗。

4. 对年幼患者实施化疗优于放射治疗。

5. 预后：肿瘤复发较常见。一般在术后大约 3 年内复发，关于这一点目前仍存在争论。远期复发也较常见。另外，一些肿瘤部分切除后不再继续生长，也代表着一种治愈形式。手术后约有 20% 的患者出现脑积水，需要进行治疗。

二、少突胶质细胞瘤

少突胶质细胞瘤是脑胶质瘤常见的类型之一。男：女 = 3：2。成人多见，平均发病年龄约 40 岁。少数可发生脑脊液转移。

【诊断标准】

1. 临床表现

（1）癫痫　最为常见的临床表现，半数以上的患者曾有癫痫病史。

（2）颅内压增高　头痛，呕吐和视神经乳头水肿。

（3）精神症状　淡漠。与肿瘤好发于脑叶，尤其是额、颞叶有关。

（4）局部神经功能障碍　随肿瘤的压迫和肿瘤卒中破坏相关功能区脑组织而出现，表现为偏瘫、失语等。

（5）其他　如眩晕等。

2. 好发部位

详见表 3 - 3。

表 3 - 3　少突胶质细胞瘤的部位及其占比

部位	占比（%）
幕上	>90
额叶	45
半球（额叶以外）	40
第三脑室或侧脑室内	15
幕下 + 脊髓	<10

3. 影像学检查

（1）头部 X 线　少突胶质细胞瘤患者的 X 线片上可见肿瘤钙化。

（2）头部 CT 和 MRI　CT 诊断少突胶质细胞瘤有一定特异性。表现为幕上脑叶内略高密度的混杂肿块，边界清楚，周围水肿和占位效应均很轻微，这与其他胶质瘤的瘤周水肿明显的特点不同。50%～90% 可见条索状钙化。非钙化性高密度多为肿瘤内出血。给予增强剂后瘤体可无强化反应或反应轻微，恶变后强化明显且不规则。MRI 的定性诊断作用不如 CT。

【治疗原则】

1. 外科手术治疗

下列情况可考虑手术：

（1）有明显占位效应的肿瘤　不论恶性度高低，均建议手术治疗解除占位效应，减轻症状，延长患者的存活期。

（2）无明显占位效应的肿瘤　在保留神经功能的情况下尽量全切除肿瘤。

2. 化疗

化疗，对大多数少突胶质细胞瘤有效，尤其在用药 3 个月之内，多数可出现肿瘤体积缩小，但疗效和持续时间不一。经验最多的为 PCV 方案（丙卡巴肼 $60mg/m^2$ iv、CCNU $110mg/m^2$ po、长春新碱 $1.4mg/m^2$ iv，均为 29 日一个治疗周期，每 6 周重复一次）。

3. 放射治疗

放射治疗对于少突胶质细胞瘤的疗效仍不明确，有关术后放射治疗的效果存在争议。记忆丧失、精神异常、性格改变等放射治疗的副作用在长期存活的患者当中较为常见。

三、室管膜瘤

室管膜瘤是常见的神经上皮性肿瘤之一，占颅内肿瘤的 2%～9%，占神经上皮性肿瘤的 18%～20%；男性多于女性，男：女 =1.9∶1；多见于儿童和青少年。60%～70% 位于幕下，靠近第四脑室，占第四脑室区肿瘤的 25%。通常为边界清楚的良性肿瘤（尽管确有恶性室管膜瘤发生），但可沿脑和脊髓种植。儿童颅后窝室管膜瘤常为间变性肿瘤，发病年龄越小，预后越差。尽管病理学上不如髓母细胞瘤恶性程度高，但预后更差，因为室管膜瘤常侵犯闩部，导致无法全切除。

【诊断标准】

1. 临床表现

根据肿瘤发生的部位不同而有较大差异。

（1）颅内压增高　多源于肿瘤继发的梗阻性脑积水，表现为头痛、恶心、呕吐、视神经乳头水肿等。

（2）强迫头位。

（3）脑干功能障碍　多因肿瘤侵犯第四脑室底部，造成脑桥、延髓神经核和传导束功能障碍，如复视、面瘫、共济失调等。

（4）小脑功能障碍　表现为走路不稳、眼球震颤、共济失调和肌张力下降等。

（5）癫痫　多见于大脑半球靠近运动区的脑内室管膜瘤（来源于胚胎异位的室管膜细胞）；脑室内室管膜瘤少见。

（6）其他　发生于侧脑室的室管膜瘤可压迫和侵犯丘脑、内囊、基底节等，导致偏瘫、偏侧感觉障碍等；位于第三脑室后部者可造成双眼上视运动障碍等。

2. 辅助检查

（1）头部 X 线　多数可表现为颅内压增高征象，如颅骨指压迹增多等；另外还可显示肿瘤钙化，室管膜瘤是儿童颅后窝肿瘤中最常伴有钙化改变的肿瘤。

（2）头部 CT 和 MRI　通常表现为第四脑室或侧脑室肿瘤，密度不均，常伴梗阻性脑积水。肿瘤可有囊变和钙化，使肿瘤表现为混杂信号；注射增强剂后显示不均一强化。影像学上与髓母细胞瘤难以鉴别，以下情况有助于鉴别。

①室管膜瘤中钙化常见，髓母细胞瘤少见。

②髓母细胞瘤常起源于第四脑室顶，后者将肿瘤包裹（"香蕉征"）；而室管膜瘤常起源于第四脑室底。

③室管膜瘤在 MRI 检查 T_1 加权像表现为混杂信号（与髓母细胞瘤不同）。

④室管膜瘤外生部分 MRI 检查 T_2 加权像为显著高信号（髓母细胞瘤为轻度高信号）。

（3）脊髓造影　水溶性造影剂脊髓造影检测"水滴状转移"与 MRI 强化一样敏感，可取脑脊液用于细胞学检查。

【治疗原则】

1. 外科手术治疗

（1）手术目的　在避免严重神经功能障碍的同时，最大程度地切除肿瘤。当肿瘤广泛侵犯第四脑室底时，肿瘤不可勉强全切除。

（2）手术入路　根据肿瘤发生的部位不同而选择不同的手术入路。

①第四脑室室管膜瘤　常用枕下正中入路。

②侧脑室室管膜瘤　皮层经脑沟侧脑室入路或经胼胝体侧脑室入路。

③第三脑室室管膜瘤　经胼胝体穹窿间入路或枕下经小脑幕入路（适用于第三脑室后部肿瘤）。

④大脑内室管膜瘤　根据肿瘤发生的具体部位，选择距离肿瘤最短且避开重要功能区的部位开颅。

2. 放射治疗

室管膜瘤的放疗敏感性仅次于髓母细胞瘤。手术切除后常规采用外放射治疗。

（1）瘤床 45～48Gy，复发者另加 15～20Gy。

（2）脊髓外放射　如果有水滴状转移灶或脑脊液细胞学检查发现瘤细胞，应增加脊髓外放射治疗；也可行预防性脊髓外照射；小剂量全脊髓放射治疗（平均约30Gy），同时增加水滴状转移部位的放射剂量。

3. 化疗

一般作为术后的辅助治疗，可短时间抑制复发肿瘤的生长。

第三节 脑膜瘤

一、概述

脑膜瘤是成人常见的颅内良性肿瘤，占颅内原发肿瘤的 14.3% ~ 19%，发病率仅次于胶质瘤。发病的年龄高峰为 45 岁左右，男：女 = 1：1.8。19% ~ 24% 的青少年脑膜瘤合并有神经纤维瘤病 I 型。

脑膜瘤的发生与蛛网膜有关，可发生于任何有蛛网膜细胞的部位（脑与颅骨之间、脑室内或沿脊髓），特别是与蛛网膜颗粒集中分布的区域相一致。脑膜瘤多与硬脑膜相粘连，但亦可与硬脑膜无关联，如发生在脑室内的脑膜瘤。

脑膜瘤通常为生长缓慢、边界清楚（非侵袭性）的良性病变。少数可呈恶性和（或）快速生长。8% 的患者多发，在神经纤维瘤病患者中尤为多见。偶尔肿瘤呈大片匍匐状生长（斑块状脑膜瘤）。

【诊断标准】

1. 临床表现

（1）病史 脑膜瘤因属良性肿瘤，生长慢，病程长。因肿瘤呈膨胀性生长，患者往往以头痛和癫痫为首发症状。

（2）颅内压增高症状 可不明显。许多患者仅有轻微的头痛，甚至经 CT 扫描偶然发现脑膜瘤。因肿瘤生长缓慢，所以肿瘤往往长得很大而临床症状还不严重。有时，患者眼底视神经乳头水肿已相当明显，甚至出现继发视神经萎缩，而头痛并不剧烈，无呕吐。值得注意的是，当"哑区"的肿瘤长得很大，无法代偿而出现颅内压增高时，病情会突然恶化，甚至会在短期内出现脑疝。

（3）局部神经功能障碍 根据肿瘤生长的部位及邻近神经血管结构不同，可有不同的局部神经功能障碍。如蝶骨嵴脑膜瘤外侧型（翼点型）的表现与大脑凸面脑膜瘤类似；内侧型（床突型）多因包绕颈内动脉、大脑中动脉、眶上裂部位的脑神经和视神经而出现相应的脑缺血表现和脑神经功能障碍。嗅沟脑膜瘤多长到很大时才出现症状，包括 Foster – Kennedy 综合征（同侧视神经萎缩、对侧视神经乳头水肿），精神改变，如压迫视路导致视野缺损等。

（4）颅骨变化 脑膜瘤常可造成邻近颅骨骨质的变化，表现为骨板受压变薄、破坏，甚至穿破骨板侵蚀至帽状腱膜下，头皮局部可见隆起。有时，肿瘤也可使颅骨内板增厚，增厚的颅骨内可含肿瘤组织。

（5）癫痫 位于额部或顶部的脑膜瘤易产生刺激症状，引起局限性或全身性癫痫发作。

2. 辅助检查

（1）脑电图 因脑膜瘤发展缓慢，并呈局限性膨胀性生长，脑电图检查时一般无明显慢波。但当肿瘤生长至相当大时，压迫脑组织，引起脑水肿，此时脑电图可呈现慢波，多为局限性异常 Q 波，以 δ 波为主，背景脑电图的改变较轻微。脑膜瘤的血管越丰富，δ 波越明显。大脑半球凸面或矢状窦旁脑膜瘤的患者可有癫痫病史，脑电图可辅助诊断。

（2）头部 X 线　由于脑膜瘤与颅骨关系密切，以及共同的供血途径，因此容易引起颅骨的改变。头部 X 线平片的定位征出现率可达 30%～60%，颅内压增高症状发生率可达 70% 以上。主要表现有如下几种。

①局限性骨质改变　可出现内板增厚，骨质呈弥漫增生；外板骨质呈针状放射增生。

②颅板的血管压迹增多　可见脑膜动脉沟增粗扭曲，最常见于脑膜中动脉沟。局部颅骨板障静脉异常增多。

（3）头部 CT　可见病变密度均匀，增强后强化明显，宽基底附着于硬脑膜上。一般无明显脑水肿；少数也可伴有明显的瘤周水肿，有时范围可达整个大脑半球。脑室内脑膜瘤半数可出现脑室外水肿。CT 的优点在于可明确显示肿瘤的钙化和骨质改变（增生或破坏）。

（4）头部 MRI　一般表现为等或稍长 T_1、T_2 信号，T_1 像上 60% 肿瘤与灰质等信号、30% 肿瘤为低于灰质的低信号；在 T_2 像上，50% 为等信号或高信号、40% 为中度高信号，也可能为混杂信号。肿瘤边界清楚，呈圆形或类圆形，多数边缘有一条低信号带，呈弧形或环形，为残存蛛网膜下腔（脑脊液）。肿瘤实质部分经静脉增强后呈均匀、明显强化。肿瘤基底硬脑膜强化可形成特征性的表现——"脑膜尾征"，对于脑膜瘤的诊断有特殊意义。MRI 的优点在于可清晰显示肿瘤与周围软组织的关系。脑膜瘤与脑之间的蛛网膜下腔界面消失，说明肿瘤呈侵袭性生长，手术全切除较困难。

肿瘤基底硬脑膜强化所形成的"脑膜尾征"是脑膜瘤较为特征性的表现，但并不是脑膜瘤所特有的影像表现。邻近硬脑膜的其他病变，如转移癌和胶质瘤等也可有类似影像特点。

同时进行 CT 和 MRI 增强扫描，对比分析，能得到较正确的定位及定性诊断。

（5）脑血管造影　可了解肿瘤供血，肿瘤与重要血管的关系，以及硬脑膜静脉窦的情况（决定手术中是否可以结扎）。同时，脑血管造影也为手术前栓塞提供了条件。约一半左右的脑膜瘤通过脑血管造影可显示肿瘤阴影。通常脑膜瘤在脑血管造影像上有特征性表现。

①脑膜血管呈粗细均匀、排列整齐的小动脉网，轮廓清楚呈包绕状。

②肿瘤同时接受来自颈外、颈内动脉或椎动脉系统的双重供血。位于颅前窝底的脑膜瘤可接受眼动脉、筛动脉和大脑前动脉分支供血；位于颅中窝底的脑膜瘤可接受脑膜中动脉、咽升动脉供血；位于颅后窝底的脑膜瘤可由枕动脉、椎动脉脑膜前支、脑膜后动脉供血。

③血管造影还可显示硬脑膜窦的受阻情况，尤其是矢状窦/大脑镰旁脑膜瘤。根据斜位片评估上矢状窦通畅程度较可靠。

④肿瘤血管的循环速度比脑血流速度慢，造影剂常在肿瘤中滞留。在脑血管造影的静脉期，甚至窦期，仍可见到肿瘤染色，即迟发染色。肿瘤血管明显且均匀一致的延迟充盈等特点有助于确诊。

⑤脑膜瘤周围脑血管呈包绕状移位。

上述特点在脑膜瘤的脑血管造影中可同时出现，亦可能部分出现。

【治疗原则】

1. 手术治疗

（1）手术切除脑膜瘤是最有效的治疗手段。随着显微手术技术的发展，脑膜瘤手术效果亦随之提高，大多数患者能够治愈，但并不能排除复发可能性。

（2）手术原则

①体位：根据肿瘤的部位选择体位。侧卧位、仰卧位、俯卧位都是常使用的体位。

②切口：影像学的进展和导航技术的出现，使肿瘤的定位十分精确。手术入路应尽量选择到达肿瘤距离最近的路径，同时应避开重要神经和血管；颅底肿瘤的入路还应考虑到对脑组织的最小牵拉。切口设计的关键是使肿瘤恰位于骨窗的中心。

③手术显微镜的应用：手术显微镜下分离肿瘤，便操作更细致，保护周围脑组织。

④对富于血运的肿瘤，术前可栓塞供应动脉或术中结扎供应肿瘤的血管。

⑤对受肿瘤侵蚀的硬脑膜、颅骨应一并切除，以防术后复发。经造影并在术中证实已闭塞的静脉窦也可以切除。以筋膜或人工硬脑膜、颅骨代用品修补硬脑膜和颅骨。

⑥术后处理：控制颅内压，抗感染、抗癫痫治疗，注意预防脑脊液漏。

2. 非手术治疗

（1）放射治疗　对于不能全切除的脑膜瘤和少数恶性脑膜瘤，手术切除后需放射治疗。

（2）其他治疗　激素治疗对减慢肿瘤的生长是否有效尚不能肯定，对复发又不宜再手术的脑膜瘤可作为姑息疗法。

3. 术后处理

（1）手术后应将患者送往重症监护室监护24~48小时。

（2）手术前脑水肿严重者术后应静脉给予脱水药、甲泼尼龙或地塞米松。

（3）患者麻醉苏醒后，立即进行神经功能评估并记录。如出现神经功能缺损，须进一步分析原因；疑为颅内血肿形成者，需立即行CT检查或直接送手术室开颅探查，清除血肿。

（4）抗癫痫治疗　肿瘤累及运动、感觉皮层时，或手术前患者有癫痫发作史，手术中和手术当天需静脉应用抗癫痫药物，预防癫痫发作。手术后第一日患者可在进食后恢复手术前的（口服）抗癫痫治疗方案。手术后抗癫痫治疗至少3个月，无癫痫发作者可逐渐减少药量，直到停止用药。手术前有癫痫病史的患者，抗癫痫治疗时间应适当延长，一般建议1~2年。

（5）预防下肢血栓形成和肺栓塞　若患者术后有肢体运动障碍或老年患者，短期内不能下床，必要时应给予药物（如注射用低分子肝素钙，0.3ml，脐旁皮下注射）和弹力袜。

（6）脑脊液漏：术后有脑脊液漏可能者，嘱患者卧床，腰椎穿刺持续引流2~3日；出现脑脊液漏时可持续引流5~7日；一般可自愈。若脑脊液漏仍不缓解，应考虑二次手术修补漏口。

4. 脑膜瘤切除分级

目前，国际应用较多的脑膜瘤切除分级法为Simpson分级法（表3-4）。这一分类法对统一切除标准、评定脑膜瘤的手术效果有重要的参考价值。但有人认为此分类法对于大脑凸面脑膜瘤较为适用，对脑室内和颅底脑膜瘤未必适用，如侧脑室三角区脑膜瘤无硬脑膜和颅骨的附着、颅底脑膜瘤手术多难做到受累颅骨（甚至硬脑膜）的切除。故有作者提出了针对颅底脑膜瘤的切除分级，因目前尚未得到广泛认同，再此不作详细介绍。

表3-4 脑膜瘤切除 Simpson 分级法

级别	切除程度
I 级	手术显微镜下全切除，受累的硬脑膜及颅骨一并处理（包括受侵的硬脑膜窦）
II 级	手术显微镜下全切除，受累的硬脑膜电凝或激光处理
III 级	手术显微镜下全切除，受累的硬脑膜及硬脑膜外扩展病变（如增生颅骨）未处理
IV 级	肿瘤部分切除
V 级	肿瘤单纯减压［和（或）活检］

二、复发及处理

与任何肿瘤一样，脑膜瘤首次手术后，如在原发部位有少许残留，则很可能发生肿瘤再生长并复发。非典型脑膜瘤和恶性脑膜瘤的 5 年复发率分别为 38% 和 78%。造成良性脑膜瘤复发的原因有两个，一是由于肿瘤侵犯或包裹重要神经和血管组织时未能完全切除而残留，如海绵窦脑膜瘤；二是由于肿瘤局部浸润生长，靠近原发灶周边或多或少残存一些瘤细胞。脑膜瘤术后复发多见于被肿瘤侵犯的硬脑膜。

【治疗原则】

1. 放射治疗

放射治疗可能有效，可使平均复发时间延长。考虑到放射治疗可能引起的放射性损伤和坏死等副作用，对肿瘤可能复发的患者也可行 CT 或 MRI 随访，发现明确复发征象时再行放射治疗。

2. 手术切除

根据患者年龄、身体状况、症状和体征以及影像学资料等，决定是否再次手术。再手术的结果不仅仅取决于患者年龄和一般状态，还取决于肿瘤的部位，如蝶骨嵴脑膜瘤复发时若已长入海绵窦，再次手术的困难会更多；但复发的上矢状窦旁脑膜瘤如已侵犯并阻塞上矢状窦，二次手术可将肿瘤及闭塞的上矢状窦一并切除而获得治愈。

三、矢状窦旁脑膜瘤

矢状窦旁脑膜瘤是指肿瘤基底附着在上矢状窦壁并充满上矢状窦角的脑膜瘤。有时肿瘤可侵入窦内，甚至造成上矢状窦闭塞。

【诊断标准】

1. 临床表现

（1）颅高压症状和体征　造成颅内压增高的原因，除了肿瘤本身的占位效应外，瘤体压迫上矢状窦及静脉而造成回流受阻也是原因之一。

（2）癫痫　较为常见的首发症状，尤其是在中央区的矢状窦旁脑膜瘤。

（3）局部神经功能障碍　前 1/3 型矢状窦旁脑膜瘤因侵犯额叶而常见精神方面的

改变；中 1/3 型最常见的症状为癫痫和对侧肢体渐进性瘫痪；后 1/3 型最常见的症状为视野缺损。

2. 影像学检查

（1）头部 CT 和 MRI　根据脑膜瘤的典型影像特点和部位可明确诊断。CT 的骨窗像可以提供与肿瘤相邻的颅骨受侵犯破坏情况。MRI 可显示肿瘤与大脑前动脉的关系、引流静脉的方向，了解矢状窦的受累程度以及是否闭塞。

（2）脑血管造影　脑血管造影对矢状窦旁脑膜瘤的诊断价值在于以下几点。

①了解肿瘤的供血动脉和肿瘤内的血运情况。

②脑血管造影的静脉期和窦期可见肿瘤将静脉挤压移位，有的上矢状窦会被肿瘤阻塞中断。

【治疗原则】

1. 手术前评估

根据患者的病史、年龄、影像学资料和患者对治疗结果的期盼，评估手术的风险和手术对患者的益处，决定是否手术。

2. 头皮切口设计

通常采用马蹄形，骨瓣要足够大，必须能完全暴露需切除的肿瘤及受累的颅骨、硬脑膜。

3. 手术操作

（1）在中线附近作钻孔时，应小心下方的上矢状窦。为防止导板穿过困难，可沿上矢状窦两侧多钻一孔。

（2）锯开颅骨后，用剥离子将颅骨与硬脑膜分开，上矢状窦部分要最后分离（高龄患者硬脑膜不易剥离）。

（3）翻开并取下游离骨瓣后，要立即处理颅骨板障出血，骨缘封以骨蜡。

（4）硬脑膜表面上的出血可电灼或压以明胶海绵，硬脑膜中动脉如参与供血，则可将其电凝或缝扎。上矢状窦表面的出血压以明胶海绵和棉条，数分钟即可止血。骨窗四周悬吊硬脑膜。

（5）如果肿瘤累及颅骨内板，可用高速颅钻将受累的颅骨磨除。如颅骨侵蚀范围较大，特别是肿瘤已穿透颅骨时，可将其与肿瘤一并切除。

（6）中央静脉的保留：位于中央区的大脑上静脉（中央沟静脉）被损伤后，术后患者往往出现严重的对侧肢体瘫痪；尽量保存该静脉。肿瘤较大时，应先进行包膜内切除肿瘤。

4. 手术后处理

上矢状窦旁脑膜瘤手术后应严密观察，发现并发症（如手术后血肿和脑水肿）并及时处理。

5. 复发及处理

（1）侵犯上矢状窦，而又未能全切除的肿瘤，术后易复发。

（2）复发后可再次手术，特别是首次手术时矢状窦尚未闭塞而再次手术前矢状窦已闭塞者，可将矢状窦连同肿瘤一并切除。

（3）对未能全切除的肿瘤术后应辅以放射治疗。

四、大脑凸面脑膜瘤

大脑凸面脑膜瘤是指肿瘤基底与颅底硬脑膜或硬脑膜窦无关系的脑膜瘤，可发生在大脑凸面硬脑膜的任何部位，最常见于额顶叶交界处、冠状缝附近。大脑凸面脑膜瘤占脑膜瘤的 15%。女性稍多于男性，女：男 = 1.17：1。

【诊断标准】

1. 部位分类

通常将大脑凸面脑膜瘤分为四个部位。①前区：指额叶；②中央区：包括中央前、后回的感觉区与运动区；③后区：指顶后叶和枕叶；④颞区。以前区、中央区发生率最高，约占 2/3。

2. 临床表现

（1）大脑凸面脑膜瘤病史一般较长。主要表现为不同程度的头痛、精神障碍，半数以上的患者发病半年后可逐渐出现颅内压增高。

（2）局部神经功能缺失：以肢体运动和（或）感觉障碍多见，肿瘤位于颞区或后区时因视路受压出现视野改变。优势半球的肿瘤还可导致语言障碍。

（3）癫痫：以局限运动性发作常见，其肿瘤多位于皮层运动区，表现为面部和手足抽搐。

（4）有些患者因为头部外伤或其他不适，经做头部 CT 扫描偶然发现。

3. 辅助检查

（1）脑电图　脑电图检查曾经是大脑凸面脑膜瘤的辅助诊断方法之一，近年来已被 CT 和 MRI 所代替。目前脑电图的作用在于手术前、后对患者的癫痫状况进行评估，以及应用抗癫痫药物的疗效评定。

（2）头部 X 线　可能发现颅骨骨质针状增生、内板增厚或颅外骨性骨板。

（3）头部 CT 和 MRI　根据脑膜瘤的典型表现，对此病多可及时作出明确诊断。MRI 可以准确反映大脑凸面脑膜瘤的大小、结构，邻近脑组织的水肿程度，肿瘤与重要脑血管的关系。MRI 增强图像上，60%～70% 的大脑凸面脑膜瘤，其基底部硬脑膜会出现条形增强带，即"脑膜尾征"，为脑膜瘤较为特异性的影像特点。目前认为，这一结构多数为反应性增高的结缔组织或血管组织，少数为肿瘤浸润，手术时应予以显露并切除，以达到肿瘤全切除。

（4）脑血管造影　对诊断大脑凸面脑膜瘤，脑血管造影并非必需。如手术前怀疑肿瘤与上矢状窦有关，需行脑血管造影或 MRI 加以证实。脑血管造影还可以了解肿瘤的血运情况和供血动脉的来源（颈内或颈外动脉）。

【治疗原则】

1. 手术前评估

大脑凸面脑膜瘤手术全切除后，复发率很低。手术后主要并发症是肢体功能障碍、癫痫和术区血肿。针对每名患者的病史、化验结果、影像学检查特点，综合判断手术的风险代价和对患者的益处，然后决定是否手术。

2. 手术操作

（1）可将皮瓣及骨瓣一起翻开，也可钻孔后取下骨瓣；如颅骨被肿瘤侵犯并穿破，可咬除或用锉刀锉平被侵蚀部分；单纯内板受侵蚀，用颅钻磨除受累的内板。

（2）由颈外动脉供血的大脑凸面脑膜瘤，开颅翻开骨瓣是整个手术出血最多的阶段，应立即采用电凝、缝扎或沿肿瘤切开硬脑膜等方法止血。

（3）用手指轻轻触摸硬脑膜可确定肿瘤的边界，环绕肿瘤外界剪开硬脑膜，应尽可能减少脑组织的外露。被肿瘤侵蚀的硬脑膜应去除，用人工硬脑膜或筋膜修补。

（4）分离和切除肿瘤：切除和暴露肿瘤可交替进行。在脑组织表面的蛛网膜与肿瘤之间逐渐分离，边分离边用棉条保护脑组织。肿瘤较小时可将肿瘤分离后完整切除；肿瘤较大时，可用超声吸引器（CUSA）将瘤内容物逐渐吸除，然后再从瘤表面分离，以避免过度牵拉脑组织。有些软脑膜血管向肿瘤供血，可在分离肿瘤与瘤床之间电凝后剪断，并垫以棉条，直至肿瘤从脑内被分离。注意相邻血管（包括动脉和静脉）及功能区皮层的保护，必要时借助神经导航系统确定重要结构（如中央沟）的位置。

（5）止血后关颅：彻底止血后待血压恢复到手术前水平，手术野无活动性出血方可关颅。严密（不透水）缝合或修补硬脑膜，骨瓣复位固定，常规缝合头皮，在通常情况下可不必放置引流。

3. 手术后处理

（1）患者术后应在重症监护室或麻醉康复室观察，直到麻醉清醒。

（2）如术后患者不清醒、出现癫痫发作、清醒后再度意识障碍或出现新的神经功能障碍，均应及时行脑 CT 扫描，除外术后（水肿）血肿。

（3）抗癫痫药物的应用：术后应常规给予抗癫痫药，防止癫痫发作。应保持血中抗癫痫药的有效浓度，通常给予丙戊酸钠持续静脉泵入 $[1mg/(kg \cdot h)]$，患者完全清醒后改为口服。

（4）如患者有肢体运动障碍，术后应被动活动患者的肢体，防止关节废用性僵直和深部静脉血栓形成。为防止深部静脉血栓形成，可给患者穿着弹力袜。

五、脑室内脑膜瘤

脑室内脑膜瘤发生于脑室脉络丛的蛛网膜细胞，较少见，约占颅内脑膜瘤的 2%。

【诊断标准】

1. 临床表现

（1）颅高压症状与体征　侧脑室脑膜瘤早期症状不明显，就诊时肿瘤多已较大，患者已出现颅内压增高的表现，如阵发性头痛、呕吐、视神经乳头水肿。变换体位时肿瘤压迫室间孔，可引起急性颅内压增高。第三、四脑室内脑膜瘤早期即可引起脑脊液循环障碍而导致梗阻性脑积水，因此颅内压增高症状出现较早。

（2）局部神经功能障碍　肿瘤侵及内囊时可出现对侧肢体偏瘫。肿瘤位于优势半球时，还可以出现感觉性或运动性失语。其他还包括同向性偏盲。癫痫少见。

2. 辅助检查

（1）头部 CT 和 MRI　根据脑膜瘤的典型影像学表现（除外"脑膜尾征"），CT 和 MRI 是诊断脑室内脑膜瘤最可靠的方法。

（2）脑血管造影　可以显示肿瘤的供血动脉，侧脑室脑膜瘤的供血动脉为脉络膜前动脉和脉络膜后动脉。脑血管造影片上可见上述动脉增粗迂曲，远端分支呈引入肿瘤的小动脉网，随后出现典型的脑膜瘤循环。

【治疗原则】

1. 手术前评估

脑室内脑膜瘤被发现时往往较大，应及早确诊以尽快手术治疗。根据 CT 和 MRI 了解肿瘤位于脑室的位置、与室间孔和导水管的关系，以及是否合并脑积水；同时选择适当的手术入路。不典型的脑室内脑膜瘤需与脑室内室管膜瘤、脉络丛乳头状瘤、胶质瘤以及生殖细胞瘤相鉴别。

2. 手术入路

（1）侧脑室脑膜瘤的手术入路选择原则　①到达肿瘤路径较近。②可早期处理肿瘤的供血。③尽量避免视放射的损伤。

（2）常用手术入路　包括以下几种。

①三角区入路　较常用于侧脑室三角区脑膜瘤，可以减少患者手术后肢体无力和视野缺损的发生。有条件时应用神经导航技术可以准确确定侧脑室三角区脑膜瘤的位置，仅用 2～3cm 的脑沟切口即可深入脑室分块切除肿瘤。手术安全，手术后并发症低；但早期处理肿瘤血供稍差。

②颞中回入路　可用于肿瘤位于侧脑室颞角者。但该入路易造成视放射损伤，优势半球手术可导致语言功能障碍。

③纵裂胼胝体入路　多被用来切除位置更靠侧脑室前部的肿瘤。皮质损伤可引发癫痫。

④枕下正中入路　适用于第四脑室脑膜瘤。

⑤顶枕开颅枕下小脑幕上入路（Poppen 入路）　适用于第三脑室脑膜瘤。

3. 手术操作

（1）在距离肿瘤最近或非功能区的皮层处选择适当的脑沟（如顶间沟），避开视放射纤维，将脑沟分开 2～3cm，进入侧脑室三角区。枕下正中入路显露第四脑室脑膜瘤时，可通过分离两侧的小脑延髓裂隙，抬起两侧的小脑扁桃体以显露第四脑室，而不必切开小脑下蚓部。

（2）尽早暴露并阻断肿瘤的供血动脉（如脉络膜前动脉）。

（3）肿瘤直径小于 3.0cm 时可分离后完整切除。肿瘤较大时，应先于肿瘤内分块切除，待体积缩小后再将残存瘤壁翻出；不可勉强完整切除，以免损伤肿瘤周围的脑组织，尤其是侧脑室壁。

（4）避免出血流入对侧脑室或第三脑室。止血要彻底。

（5）严密缝合硬脑膜，脑室内可不必放置引流管。若放置引流，一般不超过 3～5 日。

六、嗅沟脑膜瘤

嗅沟脑膜瘤是指基底位于颅前窝底筛板（硬脑膜）的一类颅底脑膜瘤，占颅内脑膜瘤的 8%～13%，女性发病多于男性，男：女 = 1：1.2。可向两侧或偏一侧膨胀性生长。

【诊断标准】

1. 临床表现

（1）颅内高压症状和体征　出现较晚，出现症状时肿瘤体积多已很大。

（2）神经功能障碍

①嗅觉障碍　嗅沟脑膜瘤早期即可有单侧嗅觉逐渐丧失，但不易觉察。

②视力障碍　可因颅内压增高或肿瘤压迫视神经所造成。

③精神症状　额叶底面受累的结果，表现为性格改变、记忆力减退和个性消失，也可出现兴奋、幻觉和妄想。老年患者可表现为抑郁。

④癫痫和震颤　少数患者可有癫痫发作。肿瘤晚期压迫内囊或基底节，患者出现锥体束征或肢体震颤。

⑤其他　肿瘤向鼻腔生长，患者可因鼻出血而就诊。

2. 辅助检查

（1）头部 X 线　可见颅前窝底（包括筛板和眶顶）骨质吸收变薄或消蚀而轮廓模糊。也可为筛板和眶顶骨质增生。

（2）头部 CT 和 MRI　MRI 可清晰显示肿瘤与周围神经、血管、组织（如视神经、大脑前动脉、额叶等）的关系。CT 比 MRI 能更好地反映颅底的骨性改变。

（3）脑血管造影　侧位像示大脑前动脉垂直段弧形向后移位。大部分患侧筛动脉、眼动脉增粗，远端分支增多或呈栅栏状向颅前窝供血。

【治疗原则】

1. 手术前评估

（1）需对患者的年龄、一般状况以及心肺、肝肾功能等全身情况进行评估。

（2）根据影像学征象分析肿瘤的范围、瘤周脑水肿程度、肿瘤与视神经和大脑前动脉等主要结构的关系以及肿瘤是否突入筛窦、额窦等情况，从而制定适合的手术方案，包括手术入路的选择、手术中的难点和相应的处置，以及术后可能的并发症。并将以上情况告知患者和家属。

（3）手术后无法恢复和避免嗅觉障碍。术前视力极差（如仅可见眼前指动）或已丧失者，手术后视力恢复的可能性不大，甚至反而加重。

2. 手术操作

（1）手术入路　单侧额部开颅和双侧额部开颅两种手术入路，经硬脑膜内切除肿瘤。

①需最大程度暴露颅前窝底的中线部分。患者仰卧位，头部后仰30°，有利于额叶底面从颅前窝底自然下垂，减少术中对脑组织的牵拉。

②骨窗前缘应尽量靠近颅前窝底。

③如额窦开放，应仔细封闭，以防术后脑脊液鼻漏。

④为保护上矢状窦，可在窦两侧分别钻孔，钻孔后用剥离子尽可能剥离骨孔周围的硬脑膜，用铣刀铣开骨瓣。骨瓣翻起时仔细剥离骨板下的上矢状窦，将骨瓣游离取下。

⑤硬脑膜和上矢状窦上的出血可以明胶海绵压迫。

⑥切开硬脑膜时如遇见桥静脉应尽可能游离保护，必要时可用双极电凝烧断。

（2）脑脊液漏与颅底重建

①筛板处不可过分搔刮，以防硬脑膜和筛板被破坏，造成手术后脑脊液鼻漏。但若该处硬脑膜甚至骨质已被肿瘤侵犯，应将之切除后用适当材料修补。

②颅底骨缺损处用钛板等修补。硬脑膜缺损用自体筋膜或其他材料修复。

3. 术后并发症及处理

（1）脑脊液鼻漏和颅内感染　①严密封闭开放的额窦；②筛窦开放后行颅底重建；③抗炎治疗。

（2）手术后癫痫　抗癫痫治疗。

4. 脑动脉损伤

（1）若动脉周围的蛛网膜尚完整，可在显微镜下仔细分离。

（2）直视下分离肿瘤周边，尽量避免盲目牵拉肿瘤，以防粘连动脉或其分支被撕断。

（3）如粘连紧密，必要时可残留部分肿瘤。

5. 视力与视野障碍

（1）避免牵拉等操作直接损伤视神经、视交叉。

（2）尽可能保护视交叉和视神经的供血血管，这甚至比保护视路的解剖完整更重要。

七、鞍区脑膜瘤

鞍区脑膜瘤又称鞍上脑膜瘤，包括起源于鞍结节、前床突、鞍隔和蝶骨平台的脑膜瘤。

【诊断标准】

1. 临床表现

（1）头痛　多以额部为主，也可以表现为眼眶、双颞部疼痛。

（2）视力与视野障碍　鞍旁脑膜瘤患者几乎都有不同程度的视力与视野障碍，其中约80%以上的患者以此为首发症状。视野障碍以双眼颞侧偏盲或单眼失明伴另一眼颞侧偏盲多见。眼底检查可见 Foster Kennedy 综合征。视神经原发萎缩可高达80%，严重时双侧萎缩。

（3）精神障碍　可表现为嗜睡、记忆力减退、焦虑等，可能与肿瘤压迫额叶底面有关。

（4）内分泌功能障碍　如性欲减退、勃起功能障碍和闭经。

（5）其他　个别患者以嗅觉丧失、癫痫、动眼神经麻痹为主诉就诊。

2. 辅助检查

（1）头部 X 线　可见鞍结节及其附近的蝶骨平台骨质呈结节样增生，有时还可见鞍背骨质吸收；偶尔可见垂体窝变大，类似垂体腺瘤的表现。

（2）头部 CT 和 MRI

①鞍旁脑膜瘤在 CT 片上可见蝶鞍部等密度或高密度区，注射对比剂后肿瘤影像明显增强，骨窗像可见鞍结节骨质密度增高或骨质疏松。

②对可疑鞍区病变者，多首先采用 MRI 检查。MRI 检查可更清晰地显示肿瘤与视

神经、颈内动脉以及颅骨之间的关系。矢状位、冠状位扫描可以判断肿瘤与蝶鞍、视交叉的关系。

③对鞍上高密度病变，应注意经脑血管造影与动脉瘤相鉴别，以防术中意外。

（3）脑血管造影　典型征象：正位像显示大脑前动脉抬高，双侧前动脉起始段合成半圆形。通常眼动脉可增粗并有分支向肿瘤供血，肿瘤染色明显。

【治疗原则】

1. 手术入路

（1）经额底外侧入路。

（2）经翼点入路。

（3）经半球间（前纵裂）入路。

2. 肿瘤切除

（1）先处理肿瘤基底，切断肿瘤的供应动脉。

（2）对于较大的肿瘤，不可企图完整切除；应先行瘤内分块切除，以减小肿瘤体积。

（3）边分离边切除肿瘤壁，一般先分离对侧视神经和视交叉，再分离同侧视神经和视交叉；包绕颈内动脉或其分支的脑膜瘤不必勉强切除，以免引发损伤而造成严重后果。

（4）肿瘤较大时，其后方常与下丘脑和大脑前动脉（包括其分支和前交通动脉）粘连，分离时应注意小心保护。

（5）手术能全切除肿瘤是最理想的；但有时存在肿瘤体积大、与视神经和颈内动脉粘连紧密、患者高龄等不利因素，导致全切除肿瘤有困难。在这种情况下，不应勉强全切除，可尽量于被膜内切除肿瘤，达到视神经充分减压的目的。

3. 手术后并发症

（1）视神经损伤　手术前视力越差，视神经耐受手术创伤的能力就越弱。手术中不要勉强切除紧贴在视神经上的残存肿瘤；但即使如此，难免造成原已很差的视力进一步恶化。

（2）嗅神经损伤。

（3）血管损伤　肿瘤较大时可压迫甚至包裹颈内动脉、前交通动脉、大脑前动脉和大脑中动脉及其深穿支等。手术中分离被肿瘤包裹的血管或大块切除肿瘤时，可能发生血管的损伤；一旦发生重要动脉的损伤，要尽量经显微手术修复。另外，手术中的操作还可能造成脑血管痉挛，同样可以引发手术后脑梗死。

（4）下丘脑和垂体柄损伤　表现为意识障碍、高热和电解质紊乱，后果严重，患者可有生命危险。常因肿瘤较大而侵犯下丘脑和垂体柄或其供血动脉，分离肿瘤时造成直接或间接（血管损伤或痉挛）损伤所导致。每日至少2次电解质检查，调节电解质紊乱；记录24小时尿量，若患者每小时尿量超过200ml，持续2～3小时，应给予鞣酸加压素注射液或醋酸去氨加压素片治疗（应注意从小剂量开始，防止出现尿闭）；高热患者给予冰毯降温；激素替代治疗等。

（5）脑脊液鼻漏　多见于术中额窦或筛窦、蝶窦开放，可继发感染（脑膜炎）而造成严重后果。术中需严密封闭额窦，仔细修复颅底硬脑膜和颅骨的缺损。一旦出现脑脊液鼻漏可给予预防性抗炎治疗，同时行短期腰椎穿刺引流脑脊液，多数可自愈。不能自愈者应设法修补。

八、蝶骨嵴脑膜瘤

蝶骨嵴脑膜瘤是指起源于蝶骨大、小翼骨缘处的脑膜瘤，占全部颅内脑膜瘤的10.96%。男：女 = 1：1.06。蝶骨嵴脑膜瘤分为内、中、外侧 3 型。蝶骨嵴内 1/3 脑膜瘤又称作前床突脑膜瘤，临床表现与鞍旁脑膜瘤相似。

【诊断标准】

1. 临床表现

（1）颅内压增高　一般不作为首发症状，肿瘤较大时无论哪一型蝶骨嵴脑膜瘤均可出现。

（2）局部症状和体征　取决于肿瘤生长的部位和方向。

①视力和视野障碍　内侧型多见。肿瘤早期可直接压迫视神经，并造成视神经孔和视神经管的硬脑膜与骨质破坏，进一步导致视神经受累，甚至失明。

②眼球突出　肿瘤向眼眶内或眶上裂侵犯，引起眼静脉回流受阻所致。

③脑神经功能障碍　内侧型脑膜瘤常可累及鞍旁走行的脑神经，包括第Ⅲ、Ⅳ、Ⅵ及 V_1 的脑神经损害，表现类似海绵窦综合征，如瞳孔散大、对光反射消失、角膜反射减退及眼球运动障碍等。

④精神症状。

⑤癫痫发作　主要表现为颞叶癫痫。

⑥局部骨质改变　外侧型蝶骨嵴脑膜瘤可侵犯颞骨，出现颧颞部骨质隆起。

⑦对侧肢体力弱。

⑧其他　如嗅觉障碍。

2. 辅助检查

（1）头部 CT 和 MRI　以蝶骨嵴为中心呈球形生长的肿瘤，边界清晰，经对比加强后肿瘤影明显增强。CT 还可显示蝶骨骨质破坏或增生和有无钙化等情况。MRI 可显示肿瘤与周边软组织的关系，包括脑叶、颈内动脉、大脑前动脉与中动脉、视神经等。

（2）脑血管造影　显示肿瘤的供血动脉，肿瘤与主要血管的毗邻关系。

【治疗原则】

1. 手术前评估

（1）需对患者的年龄、一般状况以及心肺、肝肾功能等全身情况进行全麻手术耐受能力的评估。

（2）根据患者的临床症状和体征，结合影像学资料评估手术难度和可能的并发症，肿瘤是否可以全切除等。

①MRI 可以确定肿瘤与周围组织的关系，脑膜瘤边界清楚、蛛网膜完整者，手术中较易分离。

②广泛切除受累的颅底骨质及硬脑膜，可以防止手术后肿瘤复发。但需要颅底重建，防止术后脑脊液漏。

③内侧型肿瘤可包绕视神经和颈内动脉，或侵犯眶上裂和海绵窦，常常不能全切

除。手术后往往还会残留一些症状，而有些神经功能障碍甚至加重。

④对内侧型肿瘤，年轻患者出现较重的临床症状或影像学显示肿瘤处于生长状态的患者应选择手术；老年患者手术后并发症和死亡率都较高，选择手术应慎重；肿瘤若较小可观察，伴有明显症状者可考虑行放射治疗。对外侧型肿瘤，一般均考虑手术。

2. 手术入路

无论是内侧型抑或外侧型蝶骨嵴脑膜瘤，目前多采用以翼点为中心的额颞部入路（翼点入路或改良翼点入路）。

3. 手术操作

（1）肿瘤暴露　分离外侧裂暴露肿瘤，减少对脑组织的牵拉。确认大脑中动脉及其分支与肿瘤的关系。如肿瘤外面覆盖一薄层脑组织，难以完好保留时，可将这层脑组织切除以便于暴露肿瘤。

（2）肿瘤切除

①对于直径大于2cm的内侧型肿瘤，分块切除，以免损伤重要的血管和神经组织。

②先处理肿瘤基底。若瘤体阻挡基底的处理，也可先在肿瘤内进行分块切除，待基底显露后再切断肿瘤供血。

③沿肿瘤外周分离，注意保护颈内动脉、大脑前动脉与大脑中动脉的主干和分支、视神经、下丘脑和垂体柄等重要结构。如分离困难，可残留与之粘连的部分瘤壁，严禁强求分离而给患者造成严重的后果。

④保护颈内动脉，一旦颈内动脉破裂，可先以明胶海绵或肌肉填塞压迫止血，同时在患者颈部压迫颈动脉，降低颈动脉压，在显微镜下缝合修补，或利用环绕动脉瘤夹修复破裂的颈内动脉。如均不奏效，只得结扎颈内动脉，同时行颞浅动脉与大脑中动脉分支吻合以减轻术后脑缺血损害程度。

⑤修补硬脑膜　肿瘤切除后检查硬脑膜的破损程度，可选用自体骨膜、筋膜、阔筋膜或人工硬脑膜等修补，严密缝合，防止手术后脑脊液漏。

⑥若术后不需脑脊液引流（为防止脑脊液漏），手术结束时拔除腰椎穿刺引流管。

4. 术后并发症及处理

（1）手术后颅内压增高　手术后颅内血肿、脑水肿、脑挫伤和脑梗死等都可能出现颅内压增高，情况严重者若不能及时发现和处理，可引起脑疝甚至生命危险。应密切观察，必要时行 CT 扫描。加强脱水降颅压和激素治疗，保守治疗不能控制病情时应及时手术清除血肿和水肿、坏死的脑组织，必要时行去骨瓣减压术。

（2）手术后癫痫。

（3）手术后脑梗死。

（4）深静脉血栓形成和肺栓塞。

（5）对于未能全切除的内侧型蝶骨嵴脑膜瘤患者，手术后可辅以放射治疗，以延长肿瘤复发的时间。如肿瘤复发，可考虑再次手术切除。

九、海绵窦脑膜瘤

海绵窦脑膜瘤是指发生于海绵窦壁或累及海绵窦的脑膜瘤。手术切除困难，难以彻底全切除，术后并发症多。

【诊断标准】

1. 临床表现

（1）头痛：原发海绵窦脑膜瘤症状出现较早，头痛可能是本病的早期症状。

（2）脑神经功能障碍：累及走行于海绵窦的脑神经可出现相应症状和体征，第Ⅲ、Ⅳ、Ⅴ和Ⅵ脑神经损伤常见，如眼外肌麻痹、三叉神经（Ⅴ）的第一或第二支分布区疼痛。肿瘤压迫视神经可出现视力、视野障碍等。

（3）眼球突出。

（4）来自颅底其他部位的脑膜瘤累及海绵窦者，患者早期先有肿瘤原发部位的症状和体征，而后逐渐出现海绵窦受损害的症状和体征。

2. 辅助检查

（1）头部 CT 和 MRI 根据肿瘤的部位和脑膜瘤的典型表现可以早期诊断海绵窦脑膜瘤。注意区分原发海绵窦脑膜瘤与继发海绵窦脑膜瘤，后者肿瘤较大，可能合并骨质破坏、周围脑水肿和脑组织受压等表现。

（2）脑血管造影 可了解颈内动脉与肿瘤的关系，如颈内动脉的移位或被包绕。虹吸弯部增大等，同时有助于了解肿瘤的供血情况。此外，脑血管造影还有助于与海绵窦血管瘤相鉴别。

【治疗原则】

1. 治疗方法的选择

一般有以下 3 种：临床观察、放射治疗、手术治疗（或"手术 + 放射"的综合治疗）。

（1）无论患者的年龄，只要症状轻微，均可暂时予以观察，定期进行临床和影像学 CT、MRI 随访。一旦发现肿瘤有进展变化，再考虑放射治疗或手术治疗。

（2）症状明显的老年患者和手术后复发肿瘤建议行放射治疗。

（3）若患者一般状况许可且海绵窦症状逐渐加重，在患者对病情、手术治疗目的以及手术后可能发生并发症表示理解和接受的前提下，可考虑手术治疗。

2. 手术治疗

（1）手术入路 常用入路包括以下两种。

①翼点入路 可通过切断颧弓来减小对脑组织的牵拉。

②颅眶颧入路。

（2）手术原则

①不可强求完全切除肿瘤。如果手术中解剖结构不清楚，或肿瘤与脑神经和颈内动脉等重要结构粘连紧密，全切除肿瘤会不可避免地造成损伤，可行肿瘤次全或大部切除，手术后再辅以放射治疗。

②切除海绵窦内的肿瘤时如发生出血，应注意判断出血来源，静脉窦的出血使用明胶海绵、止血纱布等止血材料或肌肉填塞不难控制；若系颈内动脉破裂出血，则需设法修补。

十、桥脑小脑角脑膜瘤

桥脑小脑角脑膜瘤主要是指起源于岩骨后面（内听道后方）的脑膜瘤。在桥脑小脑角肿瘤中，继听神经瘤和胆脂瘤之后，居第三位。

【诊断标准】

1. 临床表现

（1）肿瘤生长缓慢，早期症状不明显。

（2）颅内压增高，多见于后期肿瘤较大时。

（3）局部神经功能障碍

①听神经损害居首位，表现为耳鸣和听力下降。

②面肌抽搐或轻、中度面瘫。

③面部麻木，角膜反射消失，颞肌萎缩，个别患者以三叉神经痛为主诉。

④小脑症状和体征，包括走路不稳、粗大水平眼震以及患侧肢体共济失调。

⑤后组脑神经功能障碍，包括声音嘶哑、饮水呛咳、吞咽困难等。

2. 辅助检查

（1）头部 CT 和 MRI

①诊断桥脑小脑角脑膜瘤首选 MRI 检查。

②桥脑小脑角脑膜瘤在 MRI 上边界清楚，呈卵圆形，基底附着宽；不增强时多呈等 T_1 和等 T_2 信号，注射对比剂后出现明显均一强化；往往与小脑幕有粘连。MRI 可清晰显示肿瘤与周围结构的关系，特别是对脑干和基底动脉的压迫情况。

③CT 可能显示肿瘤内钙化，岩骨骨质破坏或增生，内听道一般不扩大（可借以与听神经瘤相鉴别），有时可见岩骨尖骨质增生或破坏。

（2）脑血管造影　正位像可以显示大脑后动脉及小脑上动脉向内上移位，肿瘤向斜坡发展时，基底动脉向对侧移位；侧位像可见小脑后下动脉向下移位，同时可见肿瘤染色。目前一般不再采用脑血管造影来诊断桥脑小脑角脑膜瘤。

【治疗原则】

1. 治疗方法选择

（1）对症状轻微的桥脑小脑角脑膜瘤患者，可以手术，也可随访观察。

（2）肿瘤较小（直径 <3cm），或患者不能耐受全麻手术，或患者拒绝手术时，可考虑立体放射外科治疗。

（3）肿瘤较大（直径 >3cm），患者症状明显，或患者虽尚无症状但肿瘤增长较快而出现进展性神经功能障碍时，建议手术治疗。

2. 手术治疗

（1）手术入路　①枕下乙状窦后入路；②颞底经小脑幕入路。

（2）手术操作（以枕下乙状窦后入路为例）

①自后向前电凝分离肿瘤与小脑幕岩骨后的附着处，阻断肿瘤的供血。

②当第Ⅸ、Ⅹ对脑神经包绕肿瘤时，应仔细分离以避免损伤。如肿瘤较大，与附近的神经或动脉粘连紧密，应先作肿瘤内分块切除（超声吸引器），待肿瘤体积缩小后再继续分离，最后将肿瘤壁取出。

③切除受累的硬脑膜和小脑幕，切除困难时可用双极电凝或激光处理，防止肿瘤复发。

④有条件者在神经导航下切除桥脑小脑角脑膜瘤，可减少对重要神经、血管的损

伤，提高手术效果。

⑤应尽量靠近肿瘤侧电灼和剪断肿瘤供血动脉。在切除肿瘤时注意岩静脉、小脑上动脉、小脑前下动脉、小脑后下动脉、内听动脉、脑干及其周围脑神经的辨认和保护。如果肿瘤与脑神经和动脉粘连甚紧，不应勉强切除肿瘤，可采用双极电凝或激光烧灼残存的肿瘤组织。

⑥术中神经电生理监测有助于面、听神经和三叉神经的辨认和保护。

⑦术中对脑干、三叉神经或后组脑神经的刺激可引起明显的心率、血压改变，严重时应暂停手术。

3. 术后并发症

（1）脑神经功能障碍　如面神经瘫痪、听力丧失、同侧三叉神经分布区的感觉障碍等，个别患者还可出现面部疼痛。后组脑神经功能障碍时，患者咳嗽反射减弱或消失，可引起误吸，必要时行预防性气管切开。

（2）脑脊液漏　多由于硬脑膜缝合不严密或乳突气房封闭不严引起。可行腰椎穿刺引流脑脊液以缓解。必要时行二次手术修补。

（3）小脑挫伤、水肿甚至血肿　由于术中对小脑牵拉较重所致，严重时可导致患者呼吸骤停。术中若发现小脑组织异常肿胀，应及时探明原因，必要时切除挫伤、水肿的小脑组织，清除血肿。术后严密观察病情变化，必要时复查 CT；如证实颅内血肿或严重脑水肿（肿胀），应及时行二次手术处置。

十一、岩骨斜坡区脑膜瘤

岩骨斜坡区（岩斜区）脑膜瘤是指基底位于三叉神经节压迹以下，内耳门以内和颈静脉结节以上区域的脑膜瘤。临床不少见，约占全部颅内脑膜瘤的 6.47%。以女性居多，男：女约为 1：4。

【诊断标准】

1. 临床表现

（1）颅内压增高症状和体征　头痛是本病的常见症状，就诊时多有视神经乳头水肿。

（2）多组脑神经功能障碍　①三叉神经损害常见，患者出现面部麻木、颞肌萎缩和角膜反射消失。②眼球运动障碍。③听力障碍。④周围性面瘫。⑤肿瘤向下发展可侵犯后组脑神经，出现咽反射消失、饮水呛咳和吞咽困难。

（3）共济障碍　肿瘤压迫小脑和桥臂所致，表现为步态不稳、肢体共济失调等。

（4）肢体运动障碍和锥体束征　多由脑干受压所致。

2. 辅助检查

（1）头部 X 线　可见岩斜区骨质增生或吸收，偶见瘤内钙化。

（2）头部 CT 和 MRI　能清楚显示肿瘤并确定诊断。

（3）脑血管造影　可见基底动脉明显向背侧和对侧弧形移位，管径变细。

【治疗原则】

1. 手术前评估

（1）需对患者的年龄、一般状况以及心肺、肝肾功能等全身情况进行全麻手术耐受能力的评估。

（2）根据临床和影像学资料等，选择适当的手术入路，评估肿瘤全切除的可能性，并向家属说明术后可能的并发症。

（3）通过 T_2 像信号高低可初步判断肿瘤的软硬。脑干与肿瘤界面消失伴有脑干 T_2 像信号增高，表示两者粘连较紧，肿瘤已破坏脑干表面的软脑膜，且供应脑干的血管参与肿瘤的供血，术中分离困难，预后不好。

（4）由于术前多数患者症状较轻，但手术切除难度大，术后并发症较多，术前应反复向患者及家属交代以上情况，达成共识。

2. 手术入路

（1）颞下经小脑幕入路　传统入路，操作较为简单，可通过磨除岩嵴来增加对岩尖区的显露。但对颞叶牵拉较多，Labbe 静脉损伤的可能性大。

（2）枕下乙状窦后入路　传统入路，为神经外科医师所熟悉。缺点是必须通过面神经、听神经和后组脑神经之间的间隙切除肿瘤，路径较长，且对脑干腹侧显露较差。

（3）乙状窦前入路　是切除岩斜区脑膜瘤可选择的入路之一。通过不同程度的岩骨磨除可分为乙状窦前迷路后入路、经迷路入路和经耳蜗入路三种。此入路的优点在于对颞叶的牵拉小，Labbe 静脉保护好；到达肿瘤的距离短；对脑干腹侧显露好；可早期处理肿瘤基底，切断肿瘤供血，减少出血等。若患者存在有效听力，术中应尽量避免损伤半规管和内淋巴囊。骨蜡严密封闭岩骨气房，防止脑脊液漏。

3. 分离和切除肿瘤

（1）手术显微镜下先进行瘤内分块切除，得到足够的空间后即开始利用双极电凝处理肿瘤基底。

（2）主要在三叉神经前、后间隙，严格沿肿瘤与脑干之间的蛛网膜界面分离。

（3）分块切除肿瘤，严禁因力求完整切除而增加对脑神经和脑干的牵拉。

（4）术中应仔细辨认和保护基底动脉及其供应脑干的分支。

（5）如果肿瘤与脑干粘连紧密，可残存少量肿瘤组织，不要为强求全切除肿瘤而造成术后严重的并发症。

（6）切开麦氏囊可切除侵入海绵窦的部分肿瘤。

4. 手术并发症

（1）脑神经功能障碍　滑车神经、外展神经、三叉神经受损的几率较高，其次是面神经、听神经和后组脑神经功能障碍。

（2）肢体运动障碍。

（3）共济失调。

（4）脑脊液漏　原因是手术中磨除岩骨时，骨蜡封闭不严。为了避免脑脊液漏，手术中还须严密缝合硬脑膜，必要时可用肌肉或脂肪填塞。手术后一旦发生脑脊液漏，可采用腰椎穿刺脑脊液持续引流。

（5）脑挫伤、脑内血肿、Labbe 静脉损伤等　术中应避免颞叶的过度牵拉。

（6）下肢血栓形成和肺栓塞　多因长期卧床引起，肺栓塞可造成猝死。术后应鼓励患者尽早下床活动，否则应给予药物（如注射用低分子肝素钙）和弹力袜等预防措施。

十二、枕骨大孔区脑膜瘤

枕骨大孔区脑膜瘤是指发生于枕骨大孔四周的脑膜瘤。此类脑膜瘤较少见，多发生于枕骨大孔前缘，向后可造成对延髓和上颈髓的压迫。女性多见。

【诊断标准】

1. 临床表现

（1）病程较长，发展缓慢。

（2）局部症状明显，而颅内压增高症状多不常见（伴有梗阻性脑积水时可出现）。

①颈部疼痛　最常见的早期临床表现，往往发生于一侧。

②肢体力弱和（或）麻木伴锥体束征　单侧或双侧上肢多见，可伴有肌肉萎缩；肢体痛觉或温度觉减退或丧失等。

③后组脑神经功能障碍　表现有声音嘶哑、饮水呛咳、吞咽困难、一侧舌肌萎缩、伸舌偏斜等。

④平衡功能障碍　如步态不稳。

2. 辅助检查

（1）头部 MRI　是诊断枕大孔区脑膜瘤的首选和必要检查。根据脑膜瘤的典型影像学特点多可明确诊断。

（2）脑血管造影　显示肿瘤与椎动脉及其分支的关系。

3. 手术前评估

（1）需对患者的年龄、一般状况，以及心肺、肝肾功能等全身情况进行全麻手术耐受能力的评估。

（2）根据临床和影像学资料等，选择适当的手术入路，评估术中难点和术后可能的并发症，并向家属说明，如因肿瘤与脑神经、椎动脉或延髓粘连紧密而无法完全切除；术后因吞咽困难需鼻饲饮食，呼吸功能障碍需气管切开，肢体活动障碍（甚至四肢瘫）而可能长期卧床等。

MRI 可清晰显示肿瘤的部位和生长方向、延髓受压程度以及肿瘤与周边组织的关系。通过 T_2 像信号高低可初步判断肿瘤的软硬。延髓与肿瘤界面消失伴有延髓 T_2 像信号增高，表示肿瘤已破坏延髓表面的软脑膜，两者粘连较紧，术中分离困难，预后不好。

【治疗原则】

1. 手术入路

（1）枕下正中入路　适合于肿瘤位于延髓背侧和背外侧者。

（2）远（极）外侧入路　目前处置枕大孔区脑膜瘤最常用的入路。可直视延髓腹侧和枕大孔前缘，适合位于延髓腹侧和腹外侧的脑膜瘤。利用该入路可早期处理肿瘤基底，切断肿瘤血供，同时对延髓牵拉小。可选择性磨除枕髁后 1/3（远外侧经髁入路）而进一步增加对延髓腹侧的显露。

（3）经口腔入路　适合延髓腹侧肿瘤。因脑脊液漏发生率高，显露有限，目前已很少使用。

2. 分离和切除肿瘤

（1）手术显微镜下先进行瘤内分块切除，得到充分的空间后利用双极电凝处理肿瘤基底。

（2）肿瘤血供切断后会变软，再严格沿肿瘤与延髓之间的蛛网膜界面将肿瘤向外方牵引分离。

（3）遵循"边处理基底，边分离，边切除"的原则分块切除肿瘤。严禁因力求完整切除肿瘤而增加对延髓的牵拉和压迫。

（4）在显微镜下仔细分离并保护脑神经和重要血管。

（5）如果肿瘤与延髓或椎动脉等重要结构粘连紧密，可残存少量肿瘤组织，不要为全切除肿瘤而损伤这些重要结构，造成术后严重的并发症。

3. 术后并发症及处理

（1）呼吸障碍　主要是由于延髓直接或间接（血管痉挛）损伤导致呼吸中枢功能障碍，或膈肌运动障碍所致。建议早期行气管切开，保持呼吸道通畅，必要时行呼吸机辅助通气。

（2）后组脑神经损伤　表现为饮水呛咳、吞咽困难、咳嗽反射低下（可导致误吸）等，可给予鼻饲饮食，保持呼吸道通畅。

（3）肢体运动和感觉障碍　延髓损伤或椎动脉痉挛等原因所致。按摩和被动锻炼可防止关节和韧带僵硬、萎缩。高压氧治疗对于肢体功能的恢复有一定帮助。因长期卧床，应使用药物（如注射用低分子肝素钙）和弹力袜防止下肢血栓形成与肺栓塞。

十三、恶性脑膜瘤

恶性脑膜瘤是指某些脑膜瘤具有恶性肿瘤的特点，表现为肿瘤在原部位反复复发，并可发生颅外转移。占所有脑膜瘤的 0.9% ~ 10.6%。发生转移是恶性脑膜瘤的特征之一。

【诊断标准】

1. 临床表现

（1）平均发病年龄明显低于良性脑膜瘤。

（2）病程较短，进展快。

（3）头痛等颅内压增高症状明显。

（4）癫痫。

（5）局部神经功能障碍如偏瘫等。

（6）好发于大脑凸面和上矢状窦旁。

2. 病理学特点

（1）病理评分与分级　世界卫生组织（WHO）根据组织病理学特点，将脑膜瘤分为 4 级。其中第 3 级为恶性脑膜瘤，第 4 级为脑膜肉瘤。

（2）转移　恶性脑膜瘤可发生颅外转移，主要包括肺、骨骼肌肉系统以及肝和淋巴系统，肿瘤侵犯静脉窦、颅骨、头皮可能是造成转移的原因。另外，恶性脑膜瘤也可经脑脊液播散种植。

3. 影像学检查

头部 CT 和 MRI 扫描除脑膜瘤的一般特点外，恶性脑膜瘤多呈分叶状，可伴有明显的瘤周水肿，而无肿瘤钙化。

【治疗原则】

1. 手术切除

（1）目的是延长生存时间。

（2）复发恶性脑膜瘤，根据患者状况可考虑再次手术切除。

（3）广泛切除受累硬脑膜，并对周围的脑组织使用激光照射，可在一定程度上延缓肿瘤复发时间。

2. 放射治疗

通常作为手术后的辅助治疗。包括外放射治疗和同位素肿瘤内放射治疗，在一定程度上可延缓恶性脑膜瘤的复发。

第四节 垂体腺瘤

垂体腺瘤是发生于颅内的内分泌系统肿瘤，其发病率仅次于胶质瘤和脑膜瘤，位列颅内肿瘤的第三位。肿瘤起源于腺垂体，多为良性，部分可发生非典型性变，增殖能力增高；发生垂体外的转移为垂体腺癌，罕见。目前垂体腺瘤的分类是依据 2017 年修订的 WHO 关于内分泌系统肿瘤分类标准，摒弃了传统的非典型性垂体腺瘤概念，因其以腺垂体细胞发育分化谱系（即垂体转录因子表达）命名，临床应用价值有限。

【诊断标准】

1. 临床表现

（1）症状　与肿瘤类型及生长方式有关。非功能性腺瘤多体积较大，表现为占位效应，如头痛和视力减退甚至失明；有内分泌功能性腺瘤早期可以出现相关内分泌症状，如库欣综合征、肢端肥大或甲亢等。

（2）头痛　多为无内分泌功能性腺瘤的主诉，早期系肿瘤向上发展压迫鞍隔所致，表现为钝痛，位于额部或鼻根部或位置不固定，当肿瘤穿破鞍隔后症状减轻。

（3）视神经受压　肿瘤将鞍隔顶起或穿破鞍隔向鞍上生长可压迫视交叉底面，产生视力及视野改变，表现为视力减退和双颞侧偏盲。

（4）内分泌功能紊乱　有内分泌功能性垂体腺瘤分泌下列激素之一。

1）泌乳素（PRL）　高泌乳素血症可导致女性患者"停经 - 泌乳 - 不孕综合征"（Forbes - Albright 综合征），男性患者出现勃起功能障碍与生殖无能以及骨质疏松。

2）促肾上腺皮质激素（ACTH）　ACTH 升高可导致库欣病。

①库欣综合征　内源性高皮质激素血症引起的一系列改变，表现为水牛背、满月脸、面部痤疮、肥胖和腹部紫纹。为确定库欣综合征的病因，可行地塞米松抑制试验。

②Nelson 综合征　库欣病行肾上腺切除的患者中有 10%～30% 出现色素沉积过多［通过促黑色素细胞激素（MSH）与 ACTH 之间的交叉反应］。

3）生长激素（GH）　导致成人肢端肥大，表现为手、足增大，面容明显改变（前额隆起、鼻翼和口唇肥厚），软组织肿胀、周围神经卡压综合征、头痛、出汗过多（尤其是手掌）及关节痛，可伴有高血压、糖尿病和肥厚型心肌病；25% 的肢端肥大患者出现甲状腺肿，但化验检查甲状腺功能正常。儿童患者（在骨骺闭合前）GH 水平的升高可导致巨人症。

4）促甲状腺激素（TSH） TSH 性垂体腺瘤可分泌，导致甲状腺功能亢进相关症状。

2. 辅助检查

（1）实验室检查

①血生化检查　注意是否伴发糖尿病等内分泌疾病。

②内分泌学检查　通常采用放射免疫法测定激素水平，包括 PRL、GH、ACTH、TSH 和甲状腺功能。垂体激素的分泌呈脉冲性释放，有昼夜节律的改变，因此单项基础值不可靠，应多次、多时间点抽血检查。对疑为 ACTH 腺瘤患者，常需检测血浆皮质醇、24 小时尿游离皮质醇（UFC）以及行地塞米松抑制试验与 ACTH 刺激试验。

（2）视力及视野和眼底的检查　用以评估肿瘤对视神经和视交叉的损害程度。

（3）影像学检查

①头部 X 线平片或蝶鞍断层正侧位检查　了解蝶鞍大小、鞍背与鞍底等骨质破坏或下陷情况，目前临床已很少应用。

②头部 CT 检查　应行轴位及冠状位薄层骨窗扫描，以了解鼻窦及蝶窦发育状态、蝶窦分隔的位置及蝶鞍区骨质破坏的情况、肿瘤与蝶窦的关系、有无钙化等。

③头部 MRI 检查　了解肿瘤与视神经、海绵窦、颈内动脉、第三脑室的关系；垂体动态强化扫描对寻找微腺瘤更有意义，表现为延迟强化。

（4）脑血管造影检查　主要用于除外颅内动脉瘤。

（5）视觉诱发电位（VEP）检查　协助判断视路的损害情况。

3. 鉴别诊断

（1）颅咽管瘤　小儿多见，首发症状常为发育矮小、多饮、多尿等内分泌异常表现。头部 CT 扫描肿瘤多呈囊性，伴周边钙化或较大的钙化斑为其特征；头部 MRI 可见垂体信号，蝶鞍扩大不明显，通常多向鞍上生长。

（2）脑膜瘤　成年人多见，内分泌学检查正常，CT 及 MRI 检查为均匀信号强度的病变，明显强化，可见"脑膜尾征"，囊性变少见，可见垂体信号。

（3）床突旁动脉瘤　无明显内分泌障碍。CT 及 MRI 可见正常垂体信号，鞍旁可有或无钙化。明确诊断需 DSA 检查。

（4）视神经胶质瘤　少儿多见，主要表现为明显视力下降，无内分泌异常表现，可合并神经纤维病变的表现。

（5）脊索瘤　好发于颅底中线部位的肿瘤，常有脑神经损害的表现，而较少出现内分泌学异常。CT 及 MRI 示肿瘤位于斜坡，可侵及蝶窦，但较少向鞍上生长，可见骨质破坏及垂体信号。

（6）表皮样囊肿　易于鉴别，通常在 CT 及 MRI 分别表现为脑脊液样病变，低密度及低信号强度病变，边界清晰，匍匐生长，DWI 表现为弥散受限。

（7）生殖细胞瘤　少儿多见，首发症状为多饮、多尿，垂体激素水平正常或低下；影像学表现为病变位于鞍上，垂体柄增粗，增强扫描可见明显强化。

（8）空泡蝶鞍综合征　有时在临床表现上与垂体腺瘤无法鉴别。但 CT 及 MRI 可见与脑脊液样信号强度相同病变限于鞍内，无鞍上发展。

（9）拉克囊肿　系颅咽管的残留组织，多表现为囊性病变，可以伴有内分泌水平异常或正常，较少出现鞍底下陷。

（10）垂体脓肿　少见。其特征为头部 CT 或 MRI 可见明显的环状强化影像。可有或无手术史、全身感染史。

4. 临床分类

（1）按有无内分泌功能

功能性腺瘤包括：①GH 型垂体腺瘤；②PRL 型垂体腺瘤；③ACTH 型垂体腺瘤；④TSH 型垂体腺瘤。

非功能性腺瘤包括：促性腺激素腺瘤、零细胞腺瘤等

（2）传统的按 HE 染色　现已弃用，包括嗜酸性、嗜碱性、嫌色性和混合性腺瘤。

（3）按肿瘤大小　垂体微腺瘤是指肿瘤直径＜1cm 的垂体腺瘤，肿瘤直径＞1cm 的称为垂体大腺瘤。

（4）按转录因子　按照垂体发育谱系分类包括 Pit–1、T–pit 和 SF。

【治疗原则】

1. 手术治疗

（1）术式　主要为经鼻–蝶窦入路和开颅手术。前者能解决大多数垂体腺瘤，显微镜下显露范围远低于内镜下观察的视野；后者应用范围日益广泛，尤其是侵袭性生长的肿瘤。

开颅手术适用于肿瘤向鞍上–鞍旁不规则生长，而内镜无法到达的区域，包括纵裂入路和经胼胝体入路，适用于中线区域肿瘤；经翼点入路适于肿瘤向鞍旁、颅中窝底生长，并向鞍后发展者。

（2）术后处理　经鼻–蝶窦入路术后，待患者完全清醒后，可拔除气管内插管。术后当日应严密观察尿量，若尿量超过400ml/h，应肌注垂体后叶素 3～6U 或口服醋酸去氨加压素片，抗利尿作用可达 4～6 小时。无论经额还是经蝶窦术后均应注意有无脑脊液鼻漏。术后应持续监测血电解质水平，高/低钠血症需要及时处理。出院前应复查内分泌激素水平，根据检查结果，继续激素的补充或替代治疗。出院时建议患者 3～6 个月后门诊复查 MRI 和内分泌激素水平，长期随访。

2. 非手术治疗

（1）垂体泌乳素腺瘤：首选药物治疗，如溴隐亭。多数可达到内分泌缓解和肿瘤体积明显缩小的效果。

（2）垂体无功能微腺瘤：如果没有压迫症状，可以随访观察，如肿瘤增大再行手术治疗。

（3）对于未婚、未育者，外科治疗应慎重，须向家属及本人讲明。

3. 药物治疗

（1）垂体腺瘤术后，垂体功能严重低下者，应口服激素替代治疗，主要有泼尼松、甲状腺素片等以替代垂体功能不足。服药时间的长短视垂体功能恢复情况而定。

（2）有病史或手术后有癫痫发作者，应口服抗癫痫药，如左乙拉西坦、卡马西平、

丙戊酸钠等，至少服药 3～6 个月以上，如无发作方可考虑药物减量，并于 1～2 年内完全停药。

（3）PRL 型垂体腺瘤：建议采用药物治疗。常用药物为溴隐亭。关于此药应注意：

①它是一种半合成麦角生物碱，与正常垂体或肿瘤泌乳素受体结合，抑制 PRL 的合成和释放，调节细胞生长。不论泌乳素是来源于腺瘤还是正常垂体（如因垂体柄作用），溴隐亭均能降低其水平。

②约 75% 的大型腺瘤患者在服药 6～8 周内可使肿瘤缩小，但是只有在坚持服药 24 个月以上再根据内分泌检查结果调整用药。

③溴隐亭可使生育能力恢复，怀孕期间坚持服药的自然流产率为 11%，与正常情况下类似。停药可使肿瘤迅速长大，怀孕也可使肿瘤长大。

④副作用：恶心、头痛、疲乏、体位性低血压伴头晕、寒冷导致的血管扩张、精神萎靡、梦魇、鼻腔阻塞、肿瘤卒中等。在治疗的最初数周内副作用最明显。

（4）生长激素水平增高者，可使用生长抑素类药物如醋酸奥曲肽注射液。

第五节　听神经瘤

听神经瘤实际起源于前庭神经鞘膜，但"听神经瘤"称呼被广泛使用。为良性肿瘤，大多发生于单侧。少数为双侧者，多为神经纤维瘤病的局部表现。肿瘤包膜完整，表面光滑，也可有结节状或者囊变。肿瘤主体多在桥脑小脑角，表面覆盖一层增厚的蛛网膜。显微镜下主要有两种细胞成分——Antoni A 型和 Antoni B 型细胞，可以一种细胞类型为主，或混合存在；细胞间质主要为纤细的网状纤维组成。随肿瘤向桥脑小脑角方向生长及瘤体增大，与之邻近的脑神经、脑干和小脑等结构可相继受到不同程度的影响——向前上方挤压三叉神经；向下可达颈静脉孔而累及舌咽、迷走和副神经；向内后发展则推挤压迫脑干、桥臂和小脑半球。

【诊断标准】

1. 临床表现

（1）病史　听神经瘤的病程较长，自发病到住院治疗时间平均期限为数月至十余年不等。

（2）症状　首发症状几乎均为耳鸣，其他包括头痛、头昏、眩晕、单侧耳聋。耳鸣为高音调，似蝉鸣样或者轰鸣声，呈持续性；多同时伴发听力减退。小脑性共济运动失调、动作不协调。邻近脑神经损伤症状：患侧面部疼痛、面肌抽搐、面部感觉减退、周围性面瘫。后组脑神经和小脑损伤症状：吞咽困难、进食发呛、眼球震颤、小脑语言、小脑危象和呼吸困难。颅内压增高可导致双侧视神经乳头水肿、头痛加剧、呕吐和复视等。

2. 辅助检查

（1）听力试验

①电测听检查　比较准确的听力检查方法（表 3-5）。蓝色为气导曲线，红色为骨导曲线。正常值为 20dB。听神经瘤为高频听力丧失。

表 3 – 5 听力分级

级别	描述	纯音测听（dB）	语言分辨（%）
I	好 – 优	0 ~ 30	70 ~ 100
II	有用	31 ~ 50	50 ~ 59
III	无用	51 ~ 90	5 ~ 49
IV	差	91 ~ 最大值	1 ~ 4
V	无	测不到	0

②脑干听觉诱发电位（BAEP） 目前最客观的检查方法。听神经瘤通常为 I ~ III 和 I ~ V 波峰潜伏期延长，或除 I 波外余波消失。

（2）神经影像学检查

①头部 X 线平片 可拍摄侧位片、汤氏位片或司氏位片。以了解内听道口及岩骨破坏情况，特别是"内听道口扩大"最具诊断意义。

②头部 CT 扫描 岩骨骨窗像薄层扫描可了解内听道口及岩骨的破坏情况。

③头部 MRI 扫描 可以清楚地显示肿瘤的性状（大小、边界、血运、侵及的范围、瘤周水肿情况）、与周围组织的关系，特别是了解与脑干和血管的关系，有无继发幕上脑积水等。

3. 鉴别诊断

应与表皮样囊肿、脑膜瘤、三叉神经鞘瘤或其他脑神经鞘瘤、第四脑室肿瘤、小脑或脑干外侧肿瘤、脑转移瘤或其他恶性肿瘤、蛛网膜囊肿等相鉴别。

【治疗原则】

1. 常用治疗方法

（1）临床观察 密切观察症状、听力（听力测定），定期影像学检查了解肿瘤生长情况（每 6 个月一次 CT 或 MRI，持续 2 年；如果稳定改为每年 1 次）。如症状加重或肿瘤生长 >2mm/y，在一般情况良好时建议采取手术治疗，如患者不能耐受手术可行立体定向放射治疗。

（2）放射治疗（单独或作为外科手术的辅助性治疗） 主要是立体定向放射治疗，如伽玛刀治疗。

（3）外科手术治疗。

2. 选择治疗方法

（1）考虑因素

①患者的一般情况，如年龄、主要器官功能状态，以及是否合并其他系统疾病等。

②肿瘤大小和部位。

③肿瘤发展速度。

④是否存在有用听力，是否能保留有用听力。

⑤第VIII和V脑神经功能的保留。

⑥是否为神经纤维瘤病。

⑦各种干预性治疗方法的效果（包括远期副作用）。

⑧患者的要求和意见。

（2）一般选择原则

①随访观察适用人群：无占位效应的老年患者；肿瘤体积较小，不愿意接受手术，不伴有脑干、小脑压迫和脑积水的患者。

②小型肿瘤（直径≤3cm）建议手术治疗。不能耐受手术者可观察或行伽玛刀治疗。

③大型肿瘤（直径＞3cm）建议手术治疗。如果患者不能耐受手术或术后复发建议放射治疗。

④选择放射治疗方式时，如果肿瘤直径≤3cm，适合立体定向放射治疗。

3. 手术入路及适应证

听神经瘤显微手术治疗的目标是：肿瘤全切除＋面神经的解剖和（或）功能保留，部分肿瘤还应争取保留听神经功能。

（1）枕下乙状窦后入路　是经典的手术入路，适用于大多数听神经瘤。

（2）经迷路入路　适用于位于内听道的体积较小肿瘤，多数由耳鼻喉科医生完成。

4. 术后处理

（1）给予脱水、激素治疗，注意预防和治疗消化道出血。

（2）患者术后神志未清醒，应及时行头部CT检查除外颅内出血。

（3）术后面瘫、眼睑闭合不全者，应用眼罩将眼封闭，每日涂抗生素眼膏。如发生结膜炎，可缝合眼睑。

（4）术后当日应严格禁食，然后逐步增加流食、半流食等。患者术后的第一次进食，应该由医生实施，从健侧口角试喂水，严密观察有无后组脑神经损伤的表现。因吞咽不能而致进食和咳嗽费力者，术后3天起给予鼻饲，加强营养。

（5）随诊：主要是观察面、听神经的功能，特别是对于术前有残存听力的患者，术后听力状况更为重要，了解有无纯音听力或语言听力。

（6）对未能全切除肿瘤者，可行伽玛刀等治疗。

（7）面瘫严重者，可于术后6个月内尽早行面神经功能重建手术，如面－舌下神经吻合术。面神经功能临床分级见表3－6。

表3－6　面神经功能临床分级（House－Brackmann分级）

级别	功能	表现
1	正常	面部各部位功能正常
2	轻度异常	A. 大体：仔细检查可见轻瘫，可有轻微联带运动 B. 静止：双侧对称 C. 运动：①前额：轻－中度运动；②眼：用力可完全闭合；③嘴：轻微不对称
3	中度异常	A. 大体：明显但无变形性不对称；可见但不严重的联带运动，但不严重 B. 运动：①前额：轻－中度运动；②眼：用力可完全闭合；③嘴：用力时轻微力弱
4	中－重度异常	A. 大体：明显力弱和（或）变形性不对称 B. 运动：①前额：无；②眼：不完全闭合；③嘴：尽力仍不对称
5	重度异常	A. 大体：几乎感觉不到运动 B. 静止：不对称 C. 运动：①前额：无；②眼：不完全闭合
6	完全瘫痪	无运动

第六节　颅咽管瘤

肿瘤来源于原始口腔外胚层形成的颅咽管残余上皮细胞，是常见的颅内先天性肿瘤。各年龄均可发病，但以青少年和老年人多见。肿瘤多发生于鞍上，可向下丘脑、鞍旁、第三脑室、额底、脚间前池发展，压迫视交叉、垂体，影响脑脊液循环。肿瘤多数为囊性或部分囊性，或伴有钙化，囊内含有黄褐色或暗褐色囊液，并含有大量胆固醇结晶。显微镜下可见典型的造釉器样结构。

【诊断标准】

1. 临床表现

（1）发病年龄　5～10岁好发，是儿童最常见的鞍区肿瘤。

（2）下丘脑及垂体损伤症状　小儿较成人多见。肥胖、尿崩症、毛发稀少、皮肤细腻、面色苍白等。儿童体格发育迟缓，性器官发育不良。成人性功能低下，妇女停经、泌乳等。晚期可有嗜睡、乏力、体温调节障碍和精神症状。

（3）视力与视野障碍　肿瘤位于鞍上可压迫视神经、视交叉甚至视束，早期即可有视力减退，多为缓慢加重，晚期可致失明。视野缺损差异较大，可有生理盲点扩大、象限性缺损、偏盲等。成人尚可见到双颞侧偏盲、原发性视神经萎缩；儿童常有视神经乳头水肿，造成视力下降。

（4）颅内压增高症状　造成颅内压增高的主要原因是肿瘤向上生长侵入第三脑室，梗阻室间孔而出现脑积水。颅高压除表现为头痛、呕吐外，在婴幼儿还可出现头围增大、颅缝分离等。

（5）局灶症状　肿瘤向鞍旁发展，可产生海绵窦综合征；向颅前窝发展，可有精神症状、记忆力减退、二便不能自理、癫痫及失嗅等；向颅中窝发展，可产生颞叶损伤症状；少数病例的肿瘤向后发展，产生脑干以及小脑症状。

2. 影像学检查

（1）头部X线　鞍上有钙化斑（儿童90%，成人40%）。同时在儿童还可见颅缝分离，脑回压迹增多等。

（2）头部CT　鞍上占位病变，可为囊性或为实性。多有钙化灶且有特征性的环状钙化（蛋壳样）表现。

（3）头部MRI　鞍上占位病变。肿瘤边界清晰，实体肿瘤表现为长 T_1 和长 T_2 信号，均匀强化；囊性肿瘤可有环形不规则强化，囊性表现取决于囊内成分，液化、坏死和蛋白增高为稍长 T_1 和长 T_2 信号，液化胆固醇为短 T_1 和长 T_2 信号。

3. 实验室检查

血内分泌检查：术前评估内分泌水平至关重要，激素水平低下者先行药物替代治疗调节患者身体状态以利于手术。

4. 鉴别诊断

（1）第三脑室前部胶质瘤　颅高压表现较典型，但无内分泌症状；头部MRI有助诊断；肿瘤无钙化。

（2）生殖细胞瘤　突出表现为尿崩症，但可伴有性早熟；较少囊变。

（3）垂体腺瘤　儿童少见，一般无颅高压和多饮、多尿等，无生长发育迟缓等表现；肿瘤无钙化。

（4）其他　还需与脑膜瘤、鞍旁动脉瘤等鉴别。

【治疗原则】

1. 外科手术治疗

（1）全切除（根治性切除）。

（2）选择性次全切除　手术后行放射治疗。

（3）囊肿穿刺（立体定向或内镜下）　以改善视力，解除肿瘤压迫为主，同时可注入囊液容积半量的同位素，行瘤内或间质照射。仅适合于囊性或以囊性成分为主的肿瘤。

（4）分期手术

①全切手术前可先行瘤囊穿刺减压。

②实性肿瘤可先切除下部肿瘤，上部肿瘤可能下移至手术易于达到的部位。

③分期手术可为儿童患者赢得时间，后期行根治性手术时下丘脑的耐受力增强。

2. 放射治疗

放射治疗或立体定向放射外科多作为手术的辅助治疗，如选择性次全切除或瘤囊穿刺减压。而立体定向放射外科由于是单次治疗，对肿瘤附近的下丘脑和视路施加较大放射剂量可产生较大的副损伤。

3. 选择治疗方法考虑因素

（1）患者年龄，一般状况，肿瘤大小和范围，是否合并脑积水和下丘脑症状等。

（2）根治性手术可较好地控制肿瘤复发，但可能遗留较为严重的下丘脑功能障碍；手术后肿瘤残余复发率较高，复发肿瘤行二次手术时，原有的神经功能障碍可能进一步加重，同时将给患者造成更多的心理和经济负担。

（3）成人下丘脑对损伤的耐受性较儿童强。

（4）放射治疗虽然也有助于控制肿瘤复发，但可影响大脑的发育，尤其是小儿。所以不主张对于年龄较小的患儿采用放射治疗，建议儿童颅咽管瘤尽可能根治性切除。放射治疗则越可能拖后越好。

（5）患者和家属的需求和意见。

4. 主要手术间隙（视交叉旁间隙）

第Ⅰ间隙：视交叉前间隙。

第Ⅱ间隙：视神经 – 颈内动脉间隙。

第Ⅲ间隙：颈内动脉 – 动眼神经间隙。

第Ⅳ间隙：终板。

第Ⅴ间隙：颈内动脉分叉后间隙。

5. 手术入路及适应证

（1）经蝶窦入路　适用于主体位于鞍内 – 鞍上中线的肿瘤。

（2）经额底入路　适用于鞍上 – 视交叉前 – 脑室外生长的肿瘤。

（3）经翼点入路　最常用的手术入路，适用于主体位于鞍上的肿瘤。该入路要点是充分显露视交叉前间隙、视神经 – 颈内动脉间隙和颈内动脉 – 动眼神经间隙，利用这三个间隙切除肿瘤。

（4）终板入路　打开终板，可显露并切除突入第三脑室（前部）的肿瘤。

（5）经胼胝体－穹窿间入路　适用于主体位于第三脑室内的肿瘤，由胼胝体可进入透明隔间腔，再进入第三脑室，可直接暴露肿瘤顶部。由于儿童对于切开胼胝体反应较小，所以此入路尤为适合。成人可因切开胼胝体而出现术后缄默，穹窿切开导致记忆力损害。此入路对于视交叉前方下、视交叉旁和鞍内显露较差。

（6）颅眶颧入路　适用范围与经翼点入路基本相似，但该入路对于脑牵拉小；其显露范围与经翼点入路相比较，可增加颈内动脉－动眼神经间隙和颈内动脉分叉后间隙的显露，对视交叉下方和漏斗部的观察角度增大，切除肿瘤时减小了对视神经和视束的牵拉。

6. 手术后影像学评估

详见表 3－7。

表 3－7　颅咽管瘤术后影像学评估

术后 CT 分级		术后 MRI 分级	
1 级	正常 CT	全切除	正常 MRI
2 级	残留微小钙化斑	次全切除	小强化病变，无占位效应
3 级	残留小钙化块		
4 级	小强化病变，无占位效应		
5 级	显著强化病变，有占位效应	部分切除	显著强化病变，有占位效应

注：影像学复查时间：早期建议术后 3 天以内，否则建议术后 3 个月复查，防止术后在术区因炎性反应导致的强化表现干扰手术效果的评估。

7. 术后并发症及防治

（1）下丘脑损伤　主要表现为尿崩症（水与电解质紊乱）、高热和意识障碍。

如出现体温失调，特别是高热，应行物理降温或低温对症治疗。

术后记录 24 小时出入量，注意尿色和尿比重；术后当天及以后 3～5 日内监测血电解质，出现异常时应每日至少复查 2 次，及时调整水、电解质摄入量。

常见的水钠平衡失调包括以下几种。

①高渗性脱水（高钠血症）　细胞外液中钠/水的相对值增加，细胞内液浓缩；临床表现多数件有渴觉功能异常、昏迷等，严重时可导致蛛网膜下腔出血（SAH）和脑内出血；治疗原则包括补液和减少水的丢失比重。

补液途径包括：胃肠道为主、输液为辅。呋塞米排钠，补充细胞外液。应保持血钠下降速度 <0.05 mmol/h。有条件者应同时监测中心静脉压，结合尿量来指导补液量。

②尿崩症　若尿量超过 250ml/h，持续 1～2 小时，尿比重低于 1.005，可诊断尿崩症。

应注意补充丢失的液体，同时结合药物治疗。常用药物：醋酸去氨加压素片。用药注意事项如下。

a. 长效制剂，30～45 分钟起效，可维持 4～8 小时。

b. 药效存在个体差异。

c. 小剂量开始，控制尿量 <150ml/h。

d. 给药指征：连续 2 小时尿量 >200~250ml/h。

e. 过量引起少尿/尿闭（用呋塞米对抗）、水中毒。

f. 尿是排钠的重要途径。单纯依靠减少尿排出纠正高钠血症是错误的，应补水与排钠并重。

③低渗性脱水（低钠血症） 血钠浓度 <135mmol/L。原因包括钠的丢失和（或）水的摄入。临床上可导致癫痫、精神障碍、脑水肿/颅压高等。

低钠血症出现时间不明患者可能已发展为症状轻微的慢性缺钠，应通过限制液体入量缓慢治疗。出现急性低钠血症的患者有发生脑疝的危险，应迅速治疗。

补钠的速度取决于低钠血症的急缓和症状的严重程度。低钠血症纠正过慢可增加致残率和死亡率，但治疗速度过快则会伴发脑桥中央髓鞘溶解症（central pontine myelinolysis，CPM），这是一种常见的桥脑白质病变，也可发生于大脑其他部位的白质，表现为隐匿性四肢软瘫、意识改变、脑神经异常及假性球麻痹，早期可表现为不同程度的意识障碍，43% 的患者可有尿失禁，癫痫少见。

下述治疗方法 CPM 发生率低。

a. 纠正低钠血症过程中避免出现正常血钠或高血钠，经常检查血钠水平。

b. 如果血钠在（17±1）小时以上超过 126mmol/L，停止补钠。

c. 24 小时内血钠升高幅度超过 10mmol/L，停止补钠。

d. 低钠血症纠正速度不要超过（1.3±0.2）mmol/（L·h）。

e. 缓慢补充 3% 或 5% NaCl。

f. 同时加用呋塞米，防止容量过多。

g. 检查血钾丢失量，适当补充。

（2）脑积水 如术后出现继发脑积水，可行分流术。

（3）化学性脑膜炎 术中避免囊液流入脑室和蛛网膜下腔，如发生脑膜炎，可给予激素治疗，多次腰椎穿刺充分引流炎性脑脊液。

（4）癫痫 手术当日不能口服时，应静脉或肌注抗癫痫药，手术后早期静脉持续泵入抗癫痫药物［如注射用丙戊酸钠，1mg/（kg·h）］，能进食后替换为口服抗癫痫药，注意保持抗癫痫药物的有效血药浓度，同时注意皮疹、血细胞计数下降和肝功能损害等药物副作用。

（5）其他局灶性神经功能障碍 如偏瘫、失语等。高压氧治疗具有一定疗效。偏瘫患者应注意患肢的被动活动和康复锻炼，防止关节僵硬和肌肉萎缩；短期内不能下地的患者应给予预防深静脉血栓形成和肺栓塞的治疗，如低分子肝素钠和弹力袜等。

（6）内分泌功能障碍 术后应常规复查垂体和下丘脑激素水平，并与术前相比较。对于内分泌功能障碍的患者，应尽可能给予相应的内分泌药物替代治疗。急性继发性肾上腺皮质功能减退症治疗如下。

①应及时补充糖皮质激素，如氢化可的松。

②给药方法：早期静滴，并逐渐过渡到口服。

③减药过程：达到生理剂量后改为每日 1 次口服；每周减 2.5mg，2~4 周后减至 10mg/d；然后每 2~4 周测晨 8 时皮质醇水平；晨 8 时皮质醇 >10μg/dl 时可停药，但

同时需注意减药反应、应激状态、长期应用皮质醇 2 年内仍有出现肾上腺皮质功能不全的可能等情况。

④糖皮质激素应用后可出现下丘脑－垂体－肾上腺轴抑制，应用 1 个月以上，下丘脑－垂体－肾上腺轴恢复至少需 1 年，所以不建议长期大剂量应用激素类药物。神经外科大多数情况下用 5～7 日糖皮质激素，在停药后一般不会出现肾上腺皮质功能不全；如果应用 2 周，减药一般至少也需 2 周以上。

（7）残存肿瘤　手术未能全切除肿瘤时，术后可行放射治疗，对于控制肿瘤复发具有一定效果。但鉴于放射治疗的副作用，特别是对大脑发育的影响，因此不主张对儿童患者行放射治疗，尤其是学龄前儿童。

第七节　颅底肿瘤

颅底肿瘤起源于颅底脑外组织及其邻近结构，如脑膜、骨或血管、纤维结缔组织等。肿瘤通过颅底裂孔或破坏颅底骨质后向颅内和（或）颅外生长。瘤体形成哑铃型，颅内、外相沟通。颅底肿瘤病理类型种类较多，按解剖部位以前、中和后 3 个颅窝底范围来划分。

【诊断标准】

1. 临床表现

（1）颅前窝底肿瘤　颅前窝底脑膜瘤主要有嗅沟脑膜瘤、蝶骨平台脑膜瘤和鞍区脑膜瘤等，也可起源于额骨（如骨软骨瘤和成骨肉瘤），以及起源于鼻腔内的恶性肿瘤。早期可有嗅觉减退甚或丧失、颅内压增高症状（头痛、呕吐）、精神症状、癫痫发作；与颅眶沟通的肿瘤可有眼球突出、复视和视力减退甚或失明等。

（2）颅中窝底及海绵窦区肿瘤　主要有颅中窝底脑膜瘤、三叉神经鞘瘤和血管纤维瘤，亦可有鼻咽癌侵入颅内等。常见症状是颜面部麻木或疼痛、咀嚼肌和颞肌萎缩以及海绵窦受累的表现（如头晕、头痛、复视、眼球运动障碍、咀嚼无力等），亦可有癫痫发作等。

（3）颅后窝底及桥脑小脑角肿瘤　包括斜坡脑膜瘤和脊索瘤。可出现多组脑神经麻痹和小脑、脑干占位症状。脊索瘤往往早期出现复视。内听道和颈静脉孔区肿瘤可出现第 V～XI 脑神经麻痹。舌下神经瘤表现为一侧舌肌麻痹或萎缩。瘤体大者可出现头晕、共济失调等脑干症状。

（4）岩斜区脑膜瘤　主要以后组脑神经症状为主，常见为复视、面部麻木或者疼痛、眼球活动受限、饮食呛咳，其次是头痛、眩晕、偏身无力或偏瘫、共济失调（醉汉步态）等。

2. 辅助检查

（1）头部 CT 和 MRI 检查　明确肿瘤部位、大小及其与毗邻血管、神经的关系等。

（2）血管显影检查　颅底肿瘤血供丰富或与颈内动脉等大动脉关联密切者，应行全脑 DSA 检查，亦可行脑血管 CTA 检查，了解肿瘤主要供血动脉和引流静脉，注意肿瘤是否包裹了较大的血管。

（3）其他　术前依据颅底肿瘤部位，行视力与视野、电测听以及脑干诱发电位检查。

【治疗原则】

1. 手术适应证

（1）全身状况评估无重要器官和严重系统性疾病。

（2）磁共振显示局限性生长的恶性肿瘤。

（3）适用于上述（1）和（2）经伽玛刀或 X 刀治疗无效者。

（4）颅底肿瘤复发而且体积较大，患者一般情况允许再次手术者。

（5）颅底肿瘤有神经功能障碍并且进行性加重者。

（6）颅底肿瘤有颅内压增高者。

（7）颅底肿瘤合并脑积水者。

（8）无明显手术禁忌者。

2. 手术前准备

（1）入院后及时向患者及家属讲清病情，使其对所患疾病有所认识，特别是对急症患者和病情严重者更应仔细交代，对可能发生的病情突变充分理解。手术前应向患者及家属如实交代目前该种疾病的治疗方法和适合该患者的治疗方法，应着重强调手术危险性以及术后可能出现的并发症。

（2）患者有合并症时应及时请有关科室会诊，评估患者全身情况是否允许手术。

（3）特殊处理：入院时合并脑积水、颅压高者应剃头，随时做好脑室穿刺的准备；有吞咽与进食困难者必要时置胃管给予鼻饲饮食以改善营养；纠正电解质紊乱；呼吸困难者应准备好急救和气管切开设备；生活不能自理者应做好护理工作。

（4）对血运丰富的肿瘤还可行术前血管栓塞，以减少出血。

3. 治疗方法

颅底肿瘤的手术方法因肿瘤的部位、大小、性质、与周围结构的关系及患者的具体情况各异而各不相同，应遵循下列基本原则。

（1）采用显微外科手术技术。

（2）选择最佳手术入路，取得良好的显露。

（3）充分保护脑组织、脑神经及颅底重要血管。

（4）在保存重要神经功能的前提下力争全切肿瘤，同时必须恢复和重建颅底的正常生理密闭性。

4. 术后处理

（1）密切注意可能出现的并发症，颅前窝底肿瘤可能出现嗅觉丧失、脑脊液鼻漏；海绵窦区肿瘤可能出现动眼神经、外展神经等麻痹；桥脑小脑角及颈静脉孔区肿瘤可能出现三叉神经、面神经、听神经损害与吞咽困难、饮食呛咳等后组脑神经症状；斜坡和枕大孔区肿瘤术后可能出现呼吸功能障碍。对已出现的并发症，可采取对症治疗，如加强护理、应用神经营养药物等。

（2）颅底肿瘤患者术毕，应等患者完全清醒后，有咳嗽反射时再拔除气管插管。若后组脑神经功能障碍明显，应积极行气管切开术。如呼吸不规律、潮气量不足，应用呼吸机辅助呼吸。

（3）气管切开患者应在神志清醒、呼吸平稳、咳嗽反射明显、体温正常时方可试行堵管，试堵管 24 小时无异常方可拔管。无论是否气管切开，只要痰多且较黏稠者应采取雾化吸入、翻身拍背、协助排痰等措施确保呼吸道通畅。

（4）术后患者常规禁食、水3天，第一次进食、水应由主管医生试喂。3~7天后吞咽困难、饮食呛咳仍无缓解者应置胃管给予鼻饲饮食。

（5）出院时向患者及家属交代出院注意事项，3个月后复查MRI。

（6）对未能全切除的肿瘤，术后应常规放射治疗，或进行伽玛刀、X刀治疗。

第八节　脑干占位病变

脑干占位病变以脑干胶质瘤最为常见，其次为海绵状血管瘤、血管母细胞瘤等。好发于小儿及青少年。肿瘤部位以延髓和脑桥为多见，中脑次之。

【诊断标准】

1. 临床表现

（1）神经核团损伤症状　往往在肿瘤早期出现，中脑肿瘤多见动眼神经和滑车神经核受损，出现复视和眼球偏斜等。脑桥肿瘤累及外展神经核、滑车神经核、面神经核和部分三叉神经核时，表现为眼球外展运动障碍、复视、面瘫和面部感觉减退；当病变累及前庭蜗神经时，出现听力减退、眼球震颤和眩晕。延髓肿瘤可累及后组脑神经核团，出现声音嘶哑、吞咽困难和舌肌瘫痪。

（2）脑干长束损伤症状　肿瘤向脑干腹侧发展常累及一侧锥体束，出现对侧肢体瘫痪。肿瘤向一侧发展则出现患侧神经核性瘫和对侧锥体束损伤的交叉性瘫，如Weber综合征。当网状结构受累时，患者表现为昏迷。

2. 辅助检查

（1）神经影像学检查　头部CT及MRI均表现为脑干内异常病灶；或者弥散性肿大，如弥散性脑干内生型胶质瘤（DIPG）。

（2）脑干诱发电位检查　中脑和脑桥肿瘤患者手术前、后应做脑干诱发电位检查。

【治疗原则】

1. 手术治疗

（1）手术适应证　凡病变局限、部位浅表、临床症状与体征呈进行性加重者，皆为手术适应证；对于浸润性生长范围较广的肿瘤，则不宜行手术治疗。

（2）手术方法　依据肿瘤所在部位，采取适当手术入路。原则是选择距离病变最近、损伤最小、暴露最容易的入路；手法要轻柔，切勿过分牵拉；操作仅限于病变区内。

（3）术后处理

①术后可能的并发症：中脑肿瘤患者可能出现昏迷、双上睑下垂；脑桥肿瘤患者可能出现双侧外展神经和双侧面神经麻痹、偏瘫或四肢瘫；延髓肿瘤患者可能发生吞咽困难、呼吸障碍，需要行气管切开、鼻饲。

②脑干肿瘤患者术毕，应等患者完全清醒后，有咳嗽反射时再拔除气管插管。若后组脑神经功能障碍明显，应积极行气管切开术。若呼吸不规律、潮气量不足，应用呼吸机辅助呼吸。

③术后患者常规禁食、水3天，第一次进食、水应由主管医生试喂。1周后仍不能

进食者应置胃管给予鼻饲饮食。

④出院时向患者及家属交代出院注意事项，嘱其 3 个月后复查。

2. 非手术治疗

适用于手术部分切除的病例，术后胶质瘤患者应及时辅助行放射治疗与化疗，以延缓复发。

第九节　儿童颅后窝常见肿瘤

儿童颅内肿瘤多发生在中线及颅后窝，由于颅后窝有脑干等重要结构且又是脑脊液循环的必经之路，加之颅后窝空间狭小、容积代偿能力有限，因而儿童颅后窝肿瘤早期即出现脑脊液循环受阻的颅内压增高相关症状。常见肿瘤有髓母细胞瘤、星形细胞瘤、室管膜瘤等。其中髓母细胞瘤是中枢神经系统恶性程度最高的神经上皮肿瘤之一，起源于胚胎残余细胞，绝大多数生长在小脑蚓部；星形细胞瘤，多长于小脑半球；室管膜瘤，位于第四脑室内。

【诊断标准】

1. 临床表现

（1）呕吐　是儿童颅内肿瘤最常见的症状。呕吐多由颅内压增高引起，亦可因肿瘤直接刺激第四脑室底部的迷走神经核等呕吐中枢所致。呕吐多为喷射性，与饮食无关，常在清晨发生；但随病情发展，呕吐可发生在任何时候。

（2）头痛　多数为颅内压增高所致。少数可因肿瘤直接刺激硬脑膜而出现局限性头痛。

（3）视神经乳头水肿　因儿童颅后窝肿瘤易造成脑脊液流出道梗阻，故易引起颅内压增高而出现视神经乳头水肿。

（4）头围扩大　系因婴幼儿期颅缝未愈合或愈合不紧，引发颅内压增高时可致颅缝分离而表现为头围扩大，叩诊时破壶音阳性（又称 Melewen 征）。

（5）颈项抵抗　系因颅后窝肿瘤和（或）下疝的小脑扁桃体压迫或刺激上颈段脊神经根以及局部硬脊膜受到的牵张等因素，出现颈项抵抗。

（6）癫痫　往往出现中央区脑性癫痫以及小脑危象，即强直性发作。

（7）强迫体位　患儿多采取向肿瘤侧卧位，以减轻脑脊液循环受阻的程度。

（8）小脑半球损害表现　主要表现为病变同侧肢体共济失调。肿瘤侵犯蚓部，主要表现为躯干性平衡障碍。上蚓部受累时，患者向前倾倒；侵犯下蚓部时，患者向后倾倒。约一半患儿有眼球震颤，表现为粗大的水平眼震，向肿瘤侧注视时较为明显。

2. 辅助检查

（1）神经影像学检查

①颅骨 X 线　小儿颅内压增高首先表现为颅缝分离、脑回压迹增加等现象。

②头部 CT　因儿童颅后窝肿瘤多为髓母细胞瘤、小脑星形细胞瘤和第四脑室室管膜瘤，常见到小脑蚓部均匀密度且无钙化的占位，增强后呈较均匀强化。肿瘤有坏死灶时，呈不均匀密度。小脑半球星形细胞瘤常有囊性变，可有两种类型，即"囊在瘤内"和"瘤在囊内"。

③头部 MRI　诊断颅后窝肿瘤优于头部 CT，头部 MRI 不仅显示肿瘤影像清晰，更可了解其与脑干、导水管的关系。

（2）诱发电位检查

①脑干听觉诱发电位　生长缓慢的颅后窝肿瘤表现为患侧波形分化不良。

②体感诱发电位　波峰潜伏期延长。

【治疗原则】

1. 术前处理

颅内压增高显著者，可行脑室穿刺外引流或脑室 - 腹腔分流术。术前应向家属交代手术治疗意义及术中和术后可能发生的情况，征得家属对手术的理解。

2. 手术方式

后正中开颅，尽可能多地切除肿瘤，使导水管开口及正中孔通畅，解除梗阻性脑积水，严密缝合硬脑膜，条件允许的情况下骨瓣复位。

3. 术后处理

（1）术后观察　术后 1 周内监测生命体征，病情如有变化及时复查头部 CT。

（2）腰椎穿刺术后发热者　腰椎穿刺放出脑脊液并做相应化验检查，确定有无脑膜炎。

（3）切口下积液　可穿刺引流或行分流术。

（4）切口对合不良　如发现切口漏液应及时缝合。

4. 出院注意事项

（1）术后放射治疗　髓母细胞瘤、室管膜瘤应行"局部 + 全脑 + 全脊髓"放射治疗。其他类型肿瘤可依据切除程度，考虑是否放射治疗。

（2）术后复查　每 3～6 个月复查神经系统体格检查和头部 MRI。

第十节　颅内转移瘤

颅内转移瘤为颅外部位恶性肿瘤经血液或其他途径转移至颅内所致，多见于肺癌、乳腺癌及肾癌等转移。可发生于颅内任何部位，以大脑中动脉分布区如额叶和顶叶常见；转移灶可为单发或多发，多位于额后、顶叶及枕叶的脑皮质及皮质下。灰褐色或灰白色，质地不一，较脆软；切面可呈颗粒状，有时瘤内发生坏死，形成假性囊肿，含有液化、坏死组织。肿瘤边界清楚，周围脑组织水肿明显。显微镜下显示：肿瘤组织呈浸润性生长，转移瘤的组织形态与原发瘤相似；但假如原发瘤细胞分化较低，则转移瘤可与颅内原发性胶质瘤不易区分。

【诊断标准】

1. 临床表现

（1）发病年龄与病史　患者多为中老年人，常有恶性肿瘤病史，但亦有病史不明者。一些患者神经系统症状可先于原发部位症状。病史较短，病情发展快。常表现为癫痫或者肢体无力。

（2）神经精神症状　患者常表现为精神异常、颅内压增高、运动与感觉异常及癫痫。

（3）体格检查　需做神经系统及全身其他各系统查体。

2. 辅助检查

（1）全身系统检查

①肿瘤标志物。

②女性患者应行乳腺、妇科检查。

③腹部 B 超。

④X 线胸片，根据情况选择骨扫描。

⑤胸、腹部 CT 扫描。

（2）神经影像学检查　头颅 MRI 可显示多个或单个病灶，常为低密度或等密度，周边水肿明显，注药后呈不规则强化。

【治疗原则】

1. 首选放射治疗和（或）化疗。

2. 病灶表浅、单发且体积大于 3cm，患者全身状况良好者，宜手术切除。

3. 原发病灶明确者，根据具体情况可先行颅内肿瘤手术、放射治疗和（或）化疗后再处理原发病灶。

4. 放射外科治疗：转移灶多发并位于重要功能区，且单个病灶直径不超过 3cm 者考虑做伽玛刀或 X 刀治疗。

第十一节　中枢神经系统淋巴瘤

中枢神经系统淋巴瘤可继发于全身淋巴瘤，也可原发于中枢神经系统；后者称为原发中枢神经系统淋巴瘤（PCNSL），罕见，占恶性淋巴瘤的 0.2%～2%，占所有颅内原发肿瘤的 0.85%～2%，少数情况下可转移到中枢神经系统以外的其他部位。原发中枢神经系统淋巴瘤的发病率正在升高，部分是因为艾滋病和移植患者的增多。男：女 =1.5：1。就诊时平均年龄 52 岁（免疫抑制的患者中年龄更小，平均约 34 岁）。病灶最常见的幕上部位为额叶、深部神经核团，脑室周围也常见；幕下以小脑半球最常见。

【诊断标准】

1. 临床表现

（1）原发与继发中枢神经系统淋巴瘤的临床表现相似，症状缺乏典型性，可表现为脊髓硬脑膜外压迫或癌性脑膜炎所致多发脑神经麻痹。

（2）癫痫。

（3）颅内压增高。

（4）精神状态改变，智力减退。

（5）局部神经功能障碍：如偏身运动或感觉障碍、失语、视野缺损、多发脑神经麻痹（由于癌性脑膜炎）等。

（6）特征性的综合征（但不常见）：包括葡萄膜炎（可与淋巴瘤伴发或早于淋巴瘤）和亚急性脑炎伴室管膜下浸润。

2. 辅助检查

（1）影像学检查　主要进行头部 CT 和 MRI 扫描。

①可见发生于单个或多个脑叶（白质或灰质），或深部中线结构（透明隔、基底节、胼胝体）的单发或多发卵圆形病灶。与此相反，全身淋巴瘤转移至中枢神经系统者的病灶常位于软脑膜，而不是脑实质。

②瘤周水肿和占位效应随肿瘤大小和部位而各异。

③注射对比剂后 90% 以上肿瘤强化（"握雪球"状），大多与室管膜或脑膜相连。

④中央灰质或胼胝体均匀一致增强的病灶应怀疑为中枢神经系统淋巴瘤。

（2）脑脊液检查

①只有当病灶无明显占位效应时才可获取。

②一般均存在异常，但无特异性。最常见的异常包括蛋白升高、细胞计数升高等。

③只有 10% 的患者细胞学检查可见淋巴细胞。

（3）其他检查

①所有患者均应评价与淋巴瘤发生相关的各种因素，如病史、查体、实验室检查等。

②中枢神经系统淋巴瘤患者均应检查是否存在隐匿性全身淋巴瘤。

③所有患者可考虑行眼科学检查，包括双眼裂隙灯检查，以便发现可能存在的葡萄膜炎，协助诊断。

【治疗原则】

1. 外科手术治疗

（1）手术部分切除或全切除肿瘤进行减压并不能改变患者的预后；

（2）手术的主要作用是肿瘤活检，大多采用立体定向技术。

2. 放射治疗

经活检证实病理学诊断后，标准方案是全脑放射治疗，使用的剂量通常低于原发脑肿瘤，每天给予 180～300cGy，总剂量为 4000～5000cGy。

3. 化疗

非艾滋病患者化疗加放射治疗的生存期比单纯放射治疗效果好。目前主要使用大剂量甲氨蝶呤（MTX）化疗。脑室内（不是经腰椎穿刺的神经鞘内）给予甲氨蝶呤（12mg/次，每周 2 次，共 6 次，加静脉给予甲酰四氢叶酸）可使生存期延长。同时应注意化疗的副作用。

第十二节　生殖细胞肿瘤

凡是生殖细胞来源的肿瘤均可称为生殖细胞肿瘤，包括 6 种亚型，分别为：生殖细胞瘤、胚胎癌、内胚窦瘤、绒毛膜上皮细胞癌、畸胎瘤和混合性生殖细胞肿瘤，其中 2/3 为生殖细胞瘤。男性明显多于女性，为（2～3）∶1。可多发。

【诊断标准】

1. 临床表现

原发颅内生殖细胞肿瘤起源部位与组织类型有关，临床表现依据肿瘤位置的不同而异。

发病部位：57% 的生殖细胞瘤位于鞍上，67% 的其他生殖细胞肿瘤位于松果体区；位于基底节和丘脑的生殖细胞肿瘤多为生殖细胞瘤，而位于脑室、大脑半球、小脑的则多为其他生殖细胞肿瘤。

（1）松果体区生殖细胞肿瘤

①病史　松果体区肿瘤病史稍长，可为数年。

②Parinaud 综合征　由于肿瘤压迫中脑顶盖所致，患者可出现眼球上视不能或伴瞳孔对光反射消失、听力异常。

③颅内压增高　源于导水管受压引起梗阻性脑积水，出现头痛、恶心、呕吐和视神经乳头水肿。

④脑干功能障碍　如共济失调、锥体束征等。

⑤青春期性早熟　松果体区肿瘤较常见，且在绒毛膜上皮细胞癌患者中发生率亦较高。

⑥转移　颅内生殖细胞肿瘤除成熟畸胎瘤外，易通过脑脊液转移至脑室系统和脑膜。

（2）鞍区生殖细胞肿瘤

①病史　鞍上肿瘤患者的病史较短，多为数月。最常见表现为多饮、多尿甚或尿崩。

②视力和视野损害。

③垂体功能减退。

④脑积水和颅内压增高　较大的肿瘤可阻塞室间孔，导致梗阻性脑积水，后者可继发颅内压增高的表现。

（3）基底节区生殖细胞肿瘤　位于基底节和丘脑，可导致运动和感觉的传导通路受损，患者早期出现偏瘫、偏身感觉障碍等症状而影像学无占位表现。

2. 辅助检查

（1）头部 X 线　松果体区异常钙化是松果体区肿瘤特征性表现。

（2）头部 CT 和 MRI

①生殖细胞瘤　a. CT 平扫时，生殖细胞瘤多表现为松果体肿大（呈略高或混杂密度），瘤内可见钙化影（肿瘤本身钙化少见，钙化常源于松果体）。第三脑室扩大前移，侧脑室积水扩大。室管膜下转移可表现为沿脑室壁线状高密度影。注射对比剂后，病变常呈均匀一致的明显强化。沿松果体至下丘脑轴线可发现异位瘤或多发瘤灶，此表现具有特殊诊断意义。b. MRI 能够很好地显示肿瘤局部及其与邻近的解剖关系，对松果体区、鞍上等颅内以及脊髓转移病灶均显现良好。增强 MRI 对术后患者随访有特别重要的意义。基底节生殖细胞瘤形态不规则，瘤内钙化多见，常伴同侧大脑半球萎缩。

②畸胎瘤　a. CT 平扫为松果体区类圆形、分叶状、混杂密度肿物，低密度区为囊变和脂肪成分，高密度区为钙化和骨骼成分。肿瘤可压迫导水管，导致梗阻性脑积水。实体部分可均一强化，而囊变区不强化。b. 在 MRI 显示为混杂信号，在 T_1 像出现高信号，提示存在脂肪成分；钙化和骨骼成分在 T_1、T_2 像均为"黑影"。恶性畸胎瘤由于

大量胶质组织增生取代脂肪成分，可表现为长 T_1、长 T_2 的异常信号。

③其他生殖细胞肿瘤　在 CT 和 MRI 多为混杂密度（信号）病灶。绒毛膜上皮细胞癌影像上与脑内血肿相似，是其特征性表现。

（3）脑脊液脱落细胞学检查　生殖细胞肿瘤中除成熟畸胎瘤外，均易通过脑脊液转移至脑室系统和脑膜。部分生殖细胞肿瘤的脑脊液中，可以找到脱落的肿瘤细胞，对诊断有重要意义，但检出率较低。

（4）肿瘤标记物　血清和脑脊液中可检测生殖细胞肿瘤的标记物。与生殖细胞瘤相关的标记物有胎盘碱性磷酸酶（PLAP）、血管紧张素Ⅰ转换酶、褪黑素等，绒毛膜上皮细胞癌中的合胞体滋养层产生绒毛膜促性腺激素（HCG），内胚窦瘤产生甲胎蛋白（AFP），胚胎癌标记物为癌胚抗原（CEA）。

任一种生殖细胞肿瘤如有上述其中一种成分，就可以在血清和脑脊液中检测到相应标记物，并且标记物水平与肿瘤该成分的多少呈正相关。脑脊液的检测比血清敏感。标记物的水平可在治疗开始时迅速下降，在临床或影像显示肿瘤复发前明显升高。由于生殖细胞肿瘤存在混合型，因此标记物的检测不能代替病理学检查。

【治疗原则】

包括手术、化疗、放射治疗在内的综合治疗。

1. 外科手术治疗

（1）手术适应证　多数（除对放射治疗敏感的生殖细胞瘤外）可通过开颅手术切除。通常认为，下列患者适宜手术治疗。

①放射治疗不敏感（如非生殖细胞瘤性生殖细胞肿瘤）。

②良性肿瘤如畸胎瘤。

③肿瘤标记物检查提示为非生殖细胞瘤性生殖细胞肿瘤。

（2）术前准备　由于颅内生殖细胞肿瘤有播散转移的倾向，在治疗前要行脊髓增强 MRI 的检查。对所有病情稳定的患者，可行眼科、神经内分泌的检查。

（3）手术目的和原则

①明确病理性质：术前不能明确定性诊断，最好是通过手术或立体定向获得组织病理诊断，为化疗和放射治疗提供依据。

②降低颅内压，解除神经压迫：对有合并脑积水、颅内压增高的患者，可先行脑室引流或分流手术，同时留脑脊液查肿瘤标记物和肿瘤脱落细胞。对于放射治疗不敏感的肿瘤，应尽量手术切除肿瘤。特大鞍上或松果体区生殖细胞肿瘤较好切除，以解除对神经的压迫。鞍上生殖细胞瘤的切除可以解除对视路的压迫，有助于恢复受损的视力与视野。

③大部切除肿瘤，可使术后放射治疗、化疗效果更好。

④术中应尽可能多地提供肿瘤标本，以明确混合性生殖细胞肿瘤的成分。

⑤对于成熟畸胎瘤最好的治疗是手术全切。

（4）手术入路

①松果体区肿瘤　a. 枕下经小脑幕入路（Poppen 入路）：视野开阔。可能损伤视觉皮质，建议位于小脑幕缘中央（上方）或大脑大静脉上方的病变采用该入路。枕叶向外侧牵拉，距离直窦 1cm 处切开小脑幕。b. 幕下－小脑上入路：如 MRI 显示小脑幕

的夹角太深时不宜采用。可采用坐位（有空气栓塞的危险）。c. 经脑室入路：适用于大型肿瘤、脑室扩大的患者。通常采用经颞上回后部皮质切口。危险：视觉缺损、癫痫、优势侧语言障碍等。d. 经胼胝体－穹窿间入路：侵犯胼胝体或向第三脑室生长的肿瘤，此种手术入路可起到很好的效果。e. 其他入路：如旁正中入路。

②鞍区肿瘤　肿瘤偏一侧生长常用经翼点入路；中线肿瘤常用经胼胝体－穹窿间入路。

2. 放射治疗

（1）生殖细胞瘤对放射治疗高度敏感，单独分次外放射治疗的生存率和治愈率均较理想。给予最低放射剂量1500cGy后可见生殖细胞瘤消退。常用放射治疗方案为肿瘤区及边界剂量5000cGy，给予时间5～6周。但最初对放射治疗敏感，不意味肿瘤可以治愈。10%～15%的颅内生殖细胞瘤有脊髓播散。

（2）对于脑脊液发现恶性肿瘤细胞、室管膜下转移、蛛网膜下转移或颅内多发病灶的生殖细胞瘤应进行全脑和脊髓放射治疗。

（3）行全脑和脊髓照射对肿瘤播散有预防作用。但预防性的全脑和脊髓照射会导致脑损伤，产生智力下降，特别是对儿童应慎用。

（4）颅内多发生殖细胞瘤应在控制颅压后，行全中枢神经轴放射治疗，辅助以化疗。这对减少放射治疗总剂量，尤其对防止婴幼儿放射治疗不良反应有益。

（5）对于复发生殖细胞瘤应进行原位局部放射治疗，再次放射治疗时间应间隔2年，其剂量同第一疗程或减少20%，按常规放射治疗强度进行。

（6）其他生殖细胞肿瘤对放射线不敏感，局部照射全脑和脊髓照射后需辅以化疗。

（7）立体定向照射对于局部复发生殖细胞肿瘤有价值，但有待积累临床经验。

（8）关于实验性放射治疗：所谓实验性放射治疗是指对松果体区肿瘤，为避免手术的高风险，应用首剂量20Gy的放射治疗，如肿瘤缩小即推测为生殖细胞瘤而继续放射治疗；若肿瘤无明显变化，则考虑外科手术等其他治疗。对于实验性放射治疗，目前仍有争议，有主张活检的学者认为，对可疑鞍上和松果体区生殖细胞瘤，没有经过活检明确诊断，不应盲目进行放射治疗；因为除生殖细胞瘤外，许多鞍上和松果体区肿瘤对放射治疗不敏感。另外放射治疗对成长中的儿童大脑所致损害也不可忽视，至少对于儿童，尤其是3岁以下的患儿，实验性放射治疗应谨慎。

3. 化疗

由于胚胎生殖细胞对抗肿瘤药物有较高的敏感性，故化疗对所有类型生殖细胞肿瘤有效。化疗药物主要为顺铂和依托泊苷（VP－16），还可有甲氨蝶呤、长春新碱、博来霉素、环磷酰胺、更生霉素等。化疗后1～2个月再辅以局部放射治疗，初步治疗结果基本满意。对于生殖细胞瘤，化疗可以减少放射治疗的剂量，减轻对脑组织的损伤。由于除生殖细胞瘤外的其他生殖细胞肿瘤对放射治疗不敏感，化疗应用于其他生殖细胞肿瘤的最初治疗。对于小于3岁的儿童恶性生殖细胞肿瘤，化疗是首选的辅助治疗方法。

第十三节　表皮样和皮样肿瘤

表皮样和皮样肿瘤（或称囊肿），均为胚胎性、良性肿瘤。在妊娠3～5周神经管闭合时如果混有外胚层或中胚层的成分，出生后即可引起颅内的相应胚层组织肿瘤。表皮样囊肿（又称胆脂瘤）仅含外胚层组织成分，皮样囊肿含有中、外胚层组织成分。和皮肤一样，这些肿瘤以线性速度生长，生长较为缓慢。可发生在颅盖（在颅骨形成过程中外胚层嵌入所致）、颅内、头皮以及椎管内。表皮样和皮样囊肿临床特征类似，两者最显著的区别是皮样囊肿内含毛发和皮脂。

【诊断标准】

1. 临床表现

根据肿瘤的部位不同而异。可以和相同部位的其他病变表现一致；此外还可表现为因囊肿破裂而反复出现的无菌性脑膜炎，症状包括发热及脑膜刺激征。脑脊液检查显示细胞增多、糖含量降低、蛋白含量升高及培养阴性，可见胆固醇结晶，有时可见脑脊液中大量巨噬细胞。肿瘤好发部位如下。

（1）表皮样囊肿　桥脑小脑角、鞍上池、颅中窝（硬脑膜外）、脑室系统（第四脑室多见）、脊髓等。

（2）皮样囊肿　鞍旁区、大脑半球间裂、颅后窝中线区、四叠体池等，幕下多见，幕上少见，可伴有中线骨缺损和皮毛窦瘘。

2. 辅助检查

主要为头部 CT 和 MRI 检查。

（1）表皮样囊肿　CT 为低密度（CT 值：−14～14Hu），略高或等于脑脊液密度，边界清楚，形态多不规则，易沿邻近脑池生长，邻近脑室受压变形、移位。瘤体和囊壁本身不强化，强化提示可能有恶性上皮细胞成分。部分患者出现骨侵蚀。MRI 检查在 T_1 加权像上信号稍高于脑脊液信号，T_2 加权像上肿瘤与脑脊液信号相似。但由于肿瘤内容物的成分多变，其表现出的信号特征也多变，这是此类肿瘤的特点。如肿瘤含液态胆固醇以及三酰甘油时，表现为在 T_1 加权像上呈高信号。

（2）皮样囊肿　CT 可显示颅后窝中线区圆形或类圆形低密度肿物（CT 值：−15～10Hu），边界清楚，可见钙化斑。脑室受压移位，可伴幕上脑积水；一般肿瘤不强化，但当反复感染时，窦道和瘤壁可因肉芽组织增生而强化。MRI 检查表现为颅后窝中线区类圆形肿物，呈脂肪性短 T_1 信号特征，因为皮样囊肿内含有部分液态的胆固醇。

3. 鉴别诊断

如表 3−8、表 3−9 所示。

表 3−8　表皮样囊肿与皮样囊肿的特征比较

特征	表皮样囊肿	皮样囊肿
占脑肿瘤的比例	0.5%～1.5%	0.3%
排列	鳞状上皮层状排列	包括皮肤附属器官（毛发和皮脂腺）
内容物	角蛋白、细胞碎片和胆固醇	加毛发和皮脂，其余同"表皮样囊肿"
部位	更靠外侧（如桥脑小脑角）	中线附近更常见
伴发的异常	倾向于单独存在	多达 50% 的病例伴有其他先天异常
脑膜炎	无菌性脑膜炎可短暂反复发作	可有反复发作的细菌性脑膜炎

表3-9　表皮样囊肿与胆固醇肉芽肿的特征比较

特征	表皮样囊肿	胆固醇肉芽肿
起源	中枢神经系统内残余外胚层组织成分，通常为先天偶然获得性	慢性炎性细胞围绕胆固醇结晶（来自红细胞膜降解物前体细胞），来源于慢性中耳感染或病理性鼓室积血
症状	因部位而异	通常包括前庭或耳蜗功能异常
影像	CT：低密度、无强化，33%出现骨侵蚀 MRI：T$_1$加权像高信号（稍高于脑脊液）， 　　　T$_2$加权像上肿瘤及脑脊液均为相似的高信号	CT：均匀等密度，环形强化，岩斜广泛破坏 MRI：T$_1$及T$_2$加权像均为高信号
大体表现	珍珠白	棕黄（因含铁血黄素沉积）
显微镜下病理	层状排列的鳞状上皮细胞	纤维母细胞增生、胆固醇、吞噬了含铁血黄素的巨噬细胞，可见巨噬细胞反应
理想治疗	积极的近全切除	次全切除加引流

【治疗原则】

1. 外科手术治疗为主。

2. 切除表皮样囊肿时需小心，以免内容物溢出，因为这些物质的刺激性很强，可导致严重的化学性脑膜炎。术中可使用氢化可的松冲洗（100mg/L），以减少术后交通性脑积水的发生。围手术期静脉注射皮质激素及术中用大量的生理盐水冲洗可以起到类似的作用。

3. 肿瘤全切除时主要注意肿瘤壁的切除，因为这才是"真正的"肿瘤组织；由于囊壁致密，与周围粘连严重，术中常残留部分囊壁，术后可复发。

4. 因为是良性肿瘤，放射治疗不能阻止肿瘤复发，所以术后不考虑放射治疗。

5. 部分患者手术后1周可出现瘤腔出血，可能与肿瘤所致化学性脑膜炎侵蚀血管壁有关。

第十四节　脊索瘤

脊索瘤为原始脊索（通常分化成椎间盘的髓核）残余性肿瘤。多数好发于原始脊索的两端，如蝶枕区（斜坡）和骶尾骨区。以20~40岁多见，外科手术后复发率高。

【诊断标准】

1. 临床表现

（1）头痛　常见，但缺乏特异性，常为首发或唯一症状，往往为闷痛和钝性痛，无明显定位症状。

（2）脑神经麻痹　在海绵窦和岩斜区部位，常为动眼神经或外展神经，出现斜视和复视；也可有三叉神经的症状，如面部感觉异常；侵及鞍内者可有视力障碍或视野缺损。

（3）脑干压迫症状　可因肿瘤压迫脑干的不同位置而出现不同的症状和体征，因肿瘤首先压迫脑干腹侧，所以运动障碍和长束征常先出现；若肿瘤继续增大，可出现吞咽、呼吸困难和强迫头位。

（4）颅高压　如肿瘤继续增大，并向颅内生长，可压迫脑干而致移位并造成脑积水，出现颅高压症状，如头痛、呕吐等；小脑累及可出现共济失调、头晕和行走不稳等。

（5）其他症状　若肿瘤突入鼻腔和咽部，可出现鼻塞和咽部不适等症状；而体检也可能在鼻腔或咽部看到肿瘤。

2. 影像学检查

（1）头部 X 线　表现为斜坡区溶骨性骨质破坏，常伴钙化。

（2）头部 CT　肿瘤为等密度或略高密度影，通常表现为溶骨性骨质破坏，常伴钙化和瘤内残余骨，可强化，但常不均匀。CT 最好做骨窗像作为鉴别诊断的依据，往往可显示斜坡的骨质破坏，从而区别于脑膜瘤。

（3）头部 MRI　可显示病变的范围，尤其是肿瘤的位置及其与脑干、血管和神经的关系，并可显示斜坡的破坏程度以及肿瘤和硬脑膜的关系，判断病变是否到达咽部和鼻窦内。

3. 鉴别诊断

主要与颅底其他软骨性肿瘤鉴别。

（1）软骨肉瘤　好发于岩骨和斜坡，发病多见于 30 ~ 50 岁。CT 可见密度高而不均的肿瘤，分叶状，瘤内有钙化点，瘤基底部明显骨质破坏；MRI 的 T_1 加权像为低信号，T_2 加权像信号明显增高但不均匀；CT 和 MRI 强化均不明显且欠均匀。

（2）软骨瘤　虽多发于颅底，但并不常侵犯斜坡，这是与脊索瘤的区别。女性多见。CT 和 MRI 特征与软骨肉瘤相似；但瘤基底部无骨质破坏，肿瘤边界清楚，有小的环形和螺纹形钙化。

【治疗原则】

尽可能切除肿瘤，辅以术后放射治疗。

1. 外科手术治疗

（1）术前评价　可根据患者的全身情况、肿瘤位置和大小、病变侵犯脑干的范围以及肿瘤的软硬程度来决定手术方案。对于深入脑干且含大量钙化和骨骼成分的肿瘤，手术切除几乎不可能；如果肿瘤大多为软组织，手术切除相对容易，即使肿瘤巨大者也有手术机会。

（2）手术入路选择　入路选择的根据是针对肿瘤的部位来决策如何到达特定的斜坡阶段。对于基本位于正中而不偏向任何一侧的肿瘤，全切除困难，并易使一侧脑神经受损；对于偏一侧的肿瘤，全切除可能增大。

原则上以首先切除压迫脑干的肿瘤部位为主，然后可考虑进一步切除肿瘤，使放射治疗的负荷减少。手术入路选择包括：

①经鼻蝶窦（内镜下），可获得良好显露。

②远外侧入路（中下斜坡）。

③乙状窦前入路（岩斜区和上斜坡）。

④额颞断颧弓或颅眶颧入路（海绵窦和颅中窝）。

⑤其他前方入路：包括经口入路、扩大颅前窝入路等，适用于主要位于硬脑膜外且未明显压迫脑干的肿瘤。

2. 放射治疗

完全切除肿瘤联合大剂量放射治疗可以获得最好的治疗效果，常规放射治疗联合姑息性或减压性手术治疗时可延缓复发。颈髓区剂量可达 45～55Gy，单独或与高能量 X 线联合使用比常规 X 线放射治疗更有效，但技术和仪器限制很多。

第十五节　血管母细胞瘤

血管母细胞瘤也称作血管网织细胞瘤，在病理学上为良性，起源于中胚层细胞的胚胎残余组织，为颅内真性血管性肿瘤。几乎仅发生于颅后窝，尤其是小脑，幕上发病者极少见。占所有脑肿瘤的 1.5%～2%，占颅后窝肿瘤的 7%～12%。青壮年发病居多，发病高峰为 30～40 岁，男性稍多于女性。部分患者与视网膜血管瘤伴发。该病可发生于脊髓。血管母细胞瘤可散发，也可作为 von Hippel–Lindau（VHL）综合征的一部分。

【诊断标准】

1. 临床表现

血管母细胞瘤的症状和体征与常见的颅后窝肿瘤类似。

（1）头痛　是最常见的首发症状，表现为间断性的枕下疼痛，可伴有恶心、呕吐、眩晕和复视等。

（2）小脑体征　肿瘤常见的发病部位在颅后窝，患者可出现眼震和共济失调等体征。

（3）颅内压增高　当肿瘤阻塞第四脑室和导水管时可继发幕上脑积水，引起颅内压增高，如头痛、视神经乳头水肿。

（4）脑干功能障碍　如锥体束征、共济失调、脑神经核受损等表现。

（5）其他　如脑神经功能障碍，实性肿瘤可发生瘤卒中等。

2. 辅助检查

（1）头部 CT　实质性病变通常表现为等密度，注药后显著增强；囊性血管母细胞瘤注药后仍为低密度，但可见囊壁上的结节性强化，病变周围往往没有明显的水肿。

（2）头部 MRI　优于 CT，并可以显示流空影。典型的表现为囊性占位病变中囊壁明显增强的结节，实质性病变往往为可均匀增强的结节，较少有坏死，周围脑组织无明显水肿。

（3）脑血管造影　是术前确诊的依据。可以了解病变的部位和多少。椎动脉血管造影通常可显示密集的血管（其他肿瘤血管相对少），具体分布有 4 种方式。

①血管壁结节位于无血管的囊壁上。

②血管性病变位于无血管的囊壁周围。

③实质性血管性肿瘤。

④多发分散的血管性瘤结节。

（4）实验室检查　血常规检查常可发现红细胞增多症。

【治疗原则】

1. 外科手术治疗

（1）手术原则

①肿瘤的暴露应尽量充分。

②切除肿瘤时应沿病变的边缘分离，并在瘤周分离并阻断细小的供血动脉，离断后肿瘤逐渐变小萎缩。引流静脉在最后离断，可减少出血和肿瘤肿胀。原则上不能早期进入肿瘤内部分块切除，这可能造成致命性大出血，应完整切除肿瘤。

③单个囊性病变只需切除瘤结节，应尽可能切除包括隐形结节在内的全部瘤结节，否则病变将复发。囊壁不必切除。在确认肿瘤结节的位置前尽可能不要过度地放出囊液，以防结节"漂移"而定位困难。神经内窥镜可协助此类肿瘤的手术切除。

④对于较大的实性病变，手术切除难度较大，必须将肿瘤完整切除，严禁分块切除。必要时可于术前行血管造影时考虑先行栓塞肿瘤的主要供血血管，以减少肿瘤的血供和术中出血，使手术难度降低；但栓塞操作困难，且可导致正常结构缺血等并发症。

⑤对于多发病变，如果肿瘤直径≥0.8～1cm，可作为孤立的病变治疗；小而深部病变定位困难，可借助神经导航系统等辅助手段减少手术的创伤。

（2）术后管理　肿瘤在切除后可能出现正常灌注压突破（NPPB）综合征，造成小脑、脑干的出血和水肿，术后可能出现呼吸困难、昏迷、吞咽困难和瘫痪加重等，并出现生命体征的不稳定，所以须密切观察动脉血气分析、血电解质及生命体征变化，必要时气管切开和人工呼吸管理、激素治疗并预防消化道出血。

2. 放射治疗

可能会减小肿瘤体积或延缓其生长，适用于存在手术禁忌的患者、多发深部小病变或手术风险较大的脑干血管母细胞瘤患者。

第四章　脑血管疾病

第一节　颅内动脉瘤

颅内动脉瘤是脑动脉的局限性异常扩大，以囊性动脉瘤最为常见，其他还有梭形动脉瘤、夹层动脉瘤等。颅内动脉瘤是自发性蛛网膜下腔出血（SAH）最常见的原因。

【诊断标准】

1. 临床表现

（1）急性出血相关症状　动脉瘤破裂引起蛛网膜下腔出血、脑内出血、脑室内出血或硬脑膜下腔出血。突发剧烈头痛是最常见的症状，见于97%的患者。通常伴呕吐、意识障碍甚至呼吸骤停、晕厥、颈部及腰部疼痛（脑膜刺激征）及畏光。如果有意识丧失，患者可能很快恢复神志。可伴发局灶性脑神经功能障碍，如动眼神经麻痹而导致复视和（或）上睑下垂。出血随脑脊液沿蛛网膜下腔向下流动，刺激腰神经根引起腰背部疼痛。

（2）急性出血相关体征　①脑膜刺激征：颈强直（特别是屈曲时）常发生于出血后6～24小时。②高血压。③局灶性神经功能丧失：如动眼神经麻痹、偏瘫等。④意识状态变差。⑤眼底出血。

目前临床常用的SAH分级标准是Hunt-Hess分级（表4-1）。

表4-1　SAH的Hunt-Hess分级

分级	临床症状与体征
I	无症状或轻度头痛和轻度颈强直
II	脑神经（如第Ⅲ、Ⅵ）麻痹，中、重度头痛和颈强直
III	轻度局灶性神经功能缺失，倦睡或意识模糊
IV	木僵，中至重度偏侧不全麻痹，早期去脑强直
V	深昏迷，去脑强直，濒死状态

注：若有严重的全身疾患如高血压、糖尿病、严重的动脉硬化、慢性阻塞性肺疾病及动脉造影上显示有严重的血管痉挛则加1级。

修订的分级增加以下内容：0级，未破裂动脉瘤；Ⅰa级，无急性脑膜/脑反应，但有固定的神经功能缺失。

（3）占位效应相关症状　即非出血症状。由于动脉瘤体积缓慢增大，压迫邻近神经和组织，也可出现相应的神经功能缺损症状。

①视神经症状　如视力下降，视野缺损和视神经萎缩等。

②动眼神经麻痹　常见的为一侧动眼神经麻痹。

③海绵窦综合征。

④癫痫。

（4）脑血管痉挛相关症状　脑血管痉挛分为早期和迟发性血管痉挛。早期血管痉挛发生于出血数小时之内，也称即刻脑血管痉挛，多因机械性反应性因素引起，表现为意识障碍、出血量不大但呼吸突然停止、四肢瘫痪或截瘫。迟发性脑血管痉挛发生于 SAH 的 4 ~ 5 天以后，也称为"迟发性缺血性神经功能缺失（DIND）"或"症状性血管痉挛"，是 SAH 后病情加重的原因之一。临床特征表现为精神混乱或意识障碍加深，伴局灶性神经功能缺损（语言或运动）。症状通常缓慢发生，包括头痛加重、昏睡、脑膜刺激征和局灶性神经体征，可出现以下临床综合征。

①大脑前动脉综合征　额叶症状为主，可表现为意识丧失、出现握持或吸吮反射、尿失禁、嗜睡、迟缓、精神错乱、低语等。双侧大脑前动脉分布区梗死通常由于大脑前动脉瘤破裂后血管痉挛引起。

②大脑中动脉综合征　表现为偏瘫、单瘫、失语（或非优势半球失认）等。

"迟发性血管痉挛"诊断是在排除其他原因的基础上建立的，单凭临床较难确诊，可行 TCD 检查协助诊断；必要时可行 3D – CTA 和 DSA 明确诊断。

2. 辅助检查

包括 SAH 和脑动脉瘤两个方面的评估诊断。

（1）头部 CT 及 CTA　头部 CT 是诊断 SAH 的首选检查，也可对脑动脉瘤的某些方面做初步评估。通过颅脑 CT 扫描还可评定以下方面。

①脑室大小：21% 动脉瘤破裂患者立即发生脑积水。

②颅内血肿：有占位效应的脑内血肿或大量硬脑膜下血肿。

③脑梗死。

④出血量：脑池、脑沟中出血量多少是预测血管痉挛严重程度的因素。

⑤部分患者可以通过头部 CT 检查初步预测动脉瘤的位置。

⑥ 3D – CTA 对诊断脑动脉瘤有较大参考价值，在急诊情况下可作为首选，某些情况下可以代替 DSA。

（2）腰椎穿刺　SAH 最敏感的检查方法，但目前已不常用。可发生假阳性，例如穿刺损伤。脑脊液检验阳性表现包括压力升高，脑脊液为无血凝块的血性液体，连续数管不变清。

（3）数字减影脑血管造影　数字减影脑血管造影（DSA）是诊断颅内动脉瘤的"金标准"，大部分患者可显示出动脉瘤的部位、大小、形态以及有无多发动脉瘤，脑血管造影还可以显示是否存在血管痉挛及其程度。3D – DSA 对动脉瘤及载瘤动脉的显示效果尤为良好。

脑血管造影的一般原则如下。

①首先检查高度怀疑的血管，以防患者病情改变而不得不停止操作。

②即使动脉瘤已经显现，建议继续完成全脑血管（4 根血管：双侧颈内动脉和双侧椎动脉）造影，以确诊有无多发动脉瘤并且评价侧支循环状况。

③如确诊有动脉瘤或者怀疑有动脉瘤，应拍摄更多的位像以帮助判断和描述动脉瘤颈的指向。

④如果未发现动脉瘤，在确定血管造影阴性之前，有如下建议。

使双侧小脑后下动脉起始部显影，1% ~ 2% 动脉瘤发生在小脑后下动脉起始部。如果有足够的血流返流到对侧椎动脉，通过一侧椎动脉注射双侧小脑后下动脉通常可以显影。偶尔除了观察对侧小脑后下动脉的返流外，还需要观察对侧椎动脉情况。

颈内动脉交叉造影，了解脑内前、后交通动脉及侧支循环情况，即在照汤氏位像时，可通过一侧颈内动脉注入造影剂，压迫对侧颈内动脉，使造影剂通过前交通动脉使对侧颈内动脉显影；在照侧位像时，通过一侧椎动脉注入造影剂，压迫任一侧颈内动脉，使颈内动脉系统显影。

（4）头部 MRI　最初 24 ~ 48 小时内不敏感（正铁血红蛋白含量少），尤其是薄层出血。4 ~ 7 日后敏感性提高（对于亚急性到远期 SAH，10 ~ 20 日以上显影效果极佳）。对于确定多发动脉瘤中的出血来源有一定帮助，并可发现以前陈旧出血的征象。MRA 作为无创检查对诊断脑动脉瘤有一定参考价值，可作为辅助诊断方法之一。

【治疗原则】

（一）病因治疗

1. 治疗方案

颅内动脉瘤的治疗关键是病因治疗，即针对颅内动脉瘤的手术或血管内栓塞的病因治疗，防止动脉瘤再次破裂；其次为 SAH 及其并发症的对症治疗。动脉瘤的治疗取决于患者的身体状况、动脉瘤的大小及其解剖位置、外科医师的手术处理能力以及手术室的设备水平等。对于大多破裂的动脉瘤而言，最佳的治疗方案是手术夹闭动脉瘤颈或行血管内栓塞动脉瘤腔，使之排除于循环外而不闭塞正常血管，从而阻止动脉瘤再出血和增大。

对于因蛛网膜下腔出血急诊入院的患者，应及时向家属交代患者在住院期间随时可能因动脉瘤再次破裂出血而致死亡的危险性。

2. 术前处理

（1）患者绝对卧床，有条件者在 ICU 监护。

（2）监测生命体征并维持平稳，必要时及时干预、治疗。

（3）给予镇静（如地西泮等）、止血（如 6 - 氨基己酸等）、脱水、激素、通便（酚酞片、番泻叶）等；同时预防性给予抗癫痫药物，并保持有效血药浓度；钙通道阻滞剂（尼莫地平等）防治脑血管痉挛；对于高血压患者应用降压药。

3. 手术适应证

对无明显手术禁忌证的患者均可开颅手术夹闭动脉瘤。某些病例也可采用血管内介入治疗。

颅内动脉瘤手术依据手术时间可分为"早期手术"（SAH 后 6 ~ 96 小时内）和"晚期手术"（SAH 后 10 ~ 14 日以上）。有学者认为在 SAH 后的 4 ~ 10 日为血管痉挛期，手术效果较差，不如早期或晚期手术效果好。

4. 开颅手术治疗动脉瘤

（1）夹闭（切除）术　开颅手术中利用动脉瘤夹直接夹闭动脉瘤的颈部，使其与脑循环隔离，是最为理想的治疗方法。前循环和基底动脉顶端的动脉瘤一般采用经翼点入路，经侧裂暴露、夹闭动脉瘤。

（2）包裹或加固动脉瘤　对于无法夹闭的脑动脉瘤，可以考虑使用一定的材料加固动脉瘤壁，尽可能地阻止动脉瘤再出血的发生。目前临床常用的加固材料是自体肌肉，其他还包括棉花或棉布、可塑性树脂或其他多聚物、特氟龙纤维和纤维蛋白胶等。

（3）孤立术　通过手术（结扎或动脉瘤夹闭）或结合球囊栓塞的方法有效阻断动脉瘤的近端和远端动脉，使其孤立。

（4）近端结扎术　是指夹闭或结扎动脉瘤的输入动脉，是一种间接的手术方法。分为急性和慢性结扎两种。可能增加血栓栓塞和对侧动脉瘤形成的危险。仅作为直接手术的一种替代方法。

（5）血管搭桥术　对于复杂的动脉瘤或者夹层动脉瘤，如果进行简单的塑型难以达到完全夹闭的效果，则要考虑动脉瘤孤立或塑型联合血管搭桥术。血管搭桥包括低流量搭桥［如颞浅动脉 – 大脑中动脉（STA – MCA）搭桥］以及中、高流量搭桥［如颞浅动脉 – 桡动脉 – 大脑中动脉（STA – RA – MCA）搭桥、颅内 – 颅外动脉（EC – IC）搭桥等］。术前进行常规造影及CTP灌注评价，根据动脉瘤部位与所累及的穿支血管选择搭桥方式。

5. 血管内介入治疗动脉瘤

通过微导管技术将一定的栓塞材料放置在颅内动脉瘤腔内，达到闭塞动脉瘤的目的。

（1）主要方法

①各种类型的可脱性弹簧圈　通过向动脉瘤腔内放置电解、水解可脱性铂金弹簧圈，闭塞动脉瘤囊腔，从而达到闭塞动脉瘤和防止动脉瘤破裂（或再破裂）出血的目的。对于宽颈动脉瘤可采用支架＋弹簧圈或球囊辅助技术（R – T技术）来达到闭塞动脉瘤的目的。

②球囊　通过导管将球囊送入而闭塞载瘤动脉，从而孤立动脉瘤，使其血栓形成而达到治疗目的。

③非黏附性液体栓塞剂　适用于颈内动脉虹吸部巨大动脉瘤的治疗。

④带膜支架　适用于眼动脉起点近端颈内动脉动脉瘤。

（2）适应证　一般脑动脉前、后循环，尤其是后循环任何部位的动脉瘤均是血管内介入治疗的适应证，但对巨大动脉瘤的完全闭塞率较低。尤其适用于手术夹闭困难或夹闭失败的动脉瘤、老年患者或身体状况不能很好耐受手术者、宽颈动脉瘤、复杂动脉瘤（如后循环动脉瘤、梭形动脉瘤和巨大动脉瘤等）、夹层动脉瘤及假性动脉瘤。

（3）并发症　术中动脉瘤破裂出血；材料脱落导致远端栓塞；血管痉挛；血栓形成；动脉瘤闭塞不全，术后动脉瘤可能复发、增大和再出血等。

6. 术中及术后处理

（1）开颅前30分钟应用抗生素、激素和抗癫痫药物。手术后当日注意控制血压。防治脑血管痉挛及脑梗死，可应用尼莫地平等药物，一般用药7～10天。

（2）手术后均应复查脑血管造影，确定动脉瘤夹闭情况。

（3）出院医嘱：一般出院休息3个月后门诊复查。手术前有癫痫发作的患者，术后服用抗癫痫药，监测血药浓度来指导用药；无癫痫发作6～12月后，可逐渐减（停）药。

（二）SAH的治疗

1. 卧床休息。床头抬高15°，减少外界刺激，限制探视，禁止噪音。

2. 神志和生命体征（包括心律）监测。

3. 24 小时尿量监测。留置尿管的指征包括：Hunt – Hess 分级Ⅲ级和Ⅲ级以上（除外情况好的Ⅲ级患者）；可能有脑性耗盐（CSW）综合征或抗利尿激素分泌失调（SIADH）综合征患者；血流动力学不稳定患者。

4. 昏迷或呼吸道不通畅的患者（如哮喘）应进行气管内插管或气管切开；同时监测血气分析，必要时给予呼吸机辅助通气。

5. 如果准备早期手术应禁食、水；如果不考虑早期手术，对于清醒患者建议清淡饮食，而伴有意识障碍者早期，可禁食，后期给予静脉营养或鼻饲饮食。

6. 预防深静脉血栓形成和肺梗死，可给予弹力袜等。

7. 补液。

8. 吸氧。

9. 血压和容量控制。应进行动脉压监测，必须避免血压过高以减少再出血的危险。但低血压会加重脑缺血，也应该避免。理想的血压控制水平仍存在争议。必须考虑到患者的基础血压水平，袖带测量收缩压"120～150mmHg"可作为临床的一个指导标准。应用血管扩张剂降低血压时理论上将增加未夹闭动脉瘤破裂的危险。对于不安全（未夹闭）的动脉瘤，轻度扩容和血液稀释以及略微升高血压有助于防止或减少血管痉挛及脑性耗盐综合征的发生危险。对动脉瘤已夹闭的患者，可应用积极的扩容和提高血流动力的治疗（"3H"治疗）。

第二节　脑动静脉畸形

脑动静脉畸形（AVM）是脑血管畸形中的一个主要类型，其产生是由于胚胎期脑原始动脉及静脉并行，紧密相连，中间隔以两层血管内皮细胞。如两者之间发生瘘道，血液就直接从动脉流入静脉，形成血流短路，从而引起脑血流动力学改变。显微镜下畸形组织呈较成熟的大小不等的血管结构，其间夹杂有硬化的脑组织。

【诊断标准】

1. 临床表现

（1）头痛　多数患者主要症状为长期头痛，常为偏头痛样，但部位并不固定而且与病变的定位无关。当畸形出血时，头痛加剧，且伴有呕吐。

（2）癫痫　约1/3 以上的患者以癫痫发作起病，多呈局限性抽搐。

（3）出血　可为蛛网膜下腔出血、脑内血肿、脑室内出血和硬脑膜下出血。常因体力活动、情绪激动等因素诱发，亦可无任何原因。表现为突发剧烈头痛、呕吐、意识障碍和脑膜刺激征。

（4）局限性神经功能障碍及智力减退　由于脑盗血现象，病变远端和邻近脑组织缺血，久之对侧肢体可出现进行性肌力减弱，并发生萎缩。在儿童期发病，病变大而累及脑组织广泛者可导致智力减退。

（5）颅内杂音　当畸形体积大、部位浅表时可听到。

2. 辅助检查

（1）头部 CT　CT 平扫是排除急性脑出血的首选检查，亦可显示病灶钙化。CT 增强扫描可以显示增强的血管及畸形血管团的边缘（AVM 中央高密度影）。

（2）头部 MRI　AVM 的典型表现包括：在 T_1WI 和 T_2WI 上的流空现象；存在供血动脉；存在引流静脉；部分翻转角的信号增强，可与钙化在 T_1WI 及 T_2WI 的信号缺失相鉴别；梯度回波序列（GRE）可显示病变周围的含铁血黄素，提示曾出现严重出血。

（3）脑血管造影　AVM 在血管造影中的典型表现如下。

①血管缠绕。

②扩张的供血动脉。

③扩张的引流静脉。

④引流静脉可在动脉期显示。彩色编码脑血管造影（3D – DSA）是基于 2D – DSA 基础之上，把动态的不同时期 DSA 用颜色编码融合在同一张图像显示，不同颜色分别从红色到蓝色，代表着不同的血流到达时间，间接作为血流动力学指标。目前正在研发并探索的新序列 4D – DSA 则是在原来 3D – DSA 的基础之上，加上了时间因素，更能清晰显示血管构筑（如动静脉瘘成分、伴随的动脉瘤成分等）。

3. 术前评估体系

（1）AVM 的 Spetzler – Martin 分级　经典的 AVM 评分，是 1986 年 Spetzler 和 Martin 基于手术病例提出的评分体系，至今仍然作为 AVM 术前评估的重要指标，既可以评估手术风险，也可以用来评测预后。根据表 4 – 2 分级标准，得分总和即为级数，可分为 1 ~ 5 级。6 级特指无法治疗（包括各种方法，如手术、立体定向放射外科等）的病变，一旦切除病变将会不可避免地造成残疾或死亡。该标准对患者预后的预测性较好，但不适用于儿童患者（儿童患者的 AVM 尚不成熟并随时间推移而变化，约在 18 岁时 AVM 更加稳定）。

表 4 – 2　AVM 的 Spetzler – Martin 分级标准

分级标准	评分
大小[a]	
小型（<3cm）	1
中型（3 ~ 6cm）	2
大型（>6cm）	3
功能区[b]	
非功能区	0
功能区	1
静脉引流方式[c]	
仅浅表	0
深部	1

注：a. 非放大血管造影图像上血管团的最大直径（与手术切除难度相关，手术难度也与供血动脉数量及脑盗血程度等相关）。

b. 重要脑功能区结构包括：感觉和运动区、视觉和语言区、丘脑和下丘脑、内囊、脑干、小脑脚、深部小脑核团。

c. 引流方式为"浅表"是指所有引流均通过皮层静脉系统，"深部"是指部分或全部引流均通过深静脉系统（如大脑内静脉、基底静脉或小脑中央前静脉）。

Spetzler 推荐将 AVM 分为三类进行综合诊疗：①A 类（S – M 分级 1 ~ 2 级），手术切除。②B 类（S – M 分级 3 级），综合治疗。③C 类（S – M 分级 4 ~ 5 级），每 5 年复

查并行血管造影，仅在出现神经功能缺损加重、脑盗血症状或血管造影明确存在动脉瘤时进行治疗，C 类分级也被称为高级别 AVM。

（2）AVM 的 Lawton – Young 分级　根据表 4 – 3 分级标准，评分小于 3 分是可以接受的外科干预后风险。把 Lawton – Young 分级和 Spetzler – Martin 分级进行综合后，得到补充的 Spetzler – Martin 评分，总分 10 分；小于 6 分被认为外科干预后风险小，可以进行外科干预。

表 4 – 3　AVM 的 Lawton – Young 分级标准

分级标准	评分
年龄	
<20 岁	1
20 ~ 40 岁	2
>40 岁	3
出血表现	
出血	0
非出血	1
畸形团形态	
紧凑型	0
弥散型	1

（3）AVM 的 HDVL 分级　北京天坛医院的王硕、曹勇教授于 2018 年提出，根据功能 MRI 及纤维束传导，判断新影像学技术下的功能区，进一步修正了传统功能区的解剖定位，认为 AVM 边界与纤维传导束距离（LED）是一个很重要的判断术后神经功能障碍的预测指标，"5mm"是一个临界值，进而提出了 HDVL 评分体系（表 4 – 4）。该体系总分 6 分，评分大于 3 分提示术后出现神经功能障碍风险增加。

表 4 – 4　AVM 的 HDVL 分级标准

分级标准	评分
畸形团与纤维传导束距离	
<5mm	3
5 ~ 10mm	2
>10mm	1
出血表现	
出血	0
非出血	1
畸形团形态	
紧凑型	0
弥散型	1
静脉引流方式	
仅浅表	0
深部	1

【治疗原则】

1. 手术切除

根治性治疗方法，大多数的 AVM 需手术治疗。对于中、小型 AVM，显微手术治疗的风险较小，所以是首选的治疗方法。对于大型与巨大型 AVM，多主张采用血管内栓塞再手术的联合治疗方案。

2. 血管内治疗

其治愈率日渐提高，对于大型与巨大型 AVM 常先采用血管内栓塞，使其血流变慢，体积变小后再手术，或施行立体定向放射治疗。在病变未完全消除或闭塞前，患者有再出血的危险。

3. 立体定向放射治疗（伽玛刀，X 刀）

适用于小的病灶（小于或等于 2.5cm ~ 3cm）及深部 AVM，或手术与栓塞后对残余的 AVM 进行治疗。一般放射性治疗需要 1 ~ 2 年后起效。在病变未完全消除或闭塞前，患者有再出血的危险。

4. 联合治疗

即上述 3 种方法中任意 2 种方法或 3 种方法联合应用，适用于大型与巨大型的深部 AVM。

5. 复合手术治疗

复合手术不但具有血管内栓塞和显微神经外科的优点，而且使其能够优势互补，可能有助于提高 AVM 治疗的安全性和彻底性。

6. 手术适应证

（1）单侧大脑半球血管畸形。

（2）反复出血的血管畸形。

（3）有顽固性癫痫或顽固性头痛。

（4）颅后窝血管畸形。

（5）栓塞后未完全闭塞的血管畸形。

（6）局限性神经功能障碍进行性发展。

7. 手术前处理

（1）一般处理：避免过度用力及情绪激动，保持大便通畅。

（2）控制癫痫。

（3）预防动静脉畸形破裂出血。

（4）向患者和家属交代病情及可能出现的危险，交代目前该种疾病适合的治疗方法、手术治疗的危险、手术中可能出现的情况、手术后可能出现的并发症和后遗症以及对患者生活与工作的影响。

（5）栓塞后未完全闭塞的血管畸形。

（6）局限性神经功能障碍进行性发展。

（7）无明显手术禁忌证者。

8. 手术后处理

（1）对于巨大型 AVM 手术后须注意控制血压，防止正常灌注压突破（NPPB）综合征的发生。

（2）手术后 5 ~ 7 天应复查脑血管造影，了解畸形血管治疗结果。

（3）出院医嘱：休息 3 个月后门诊复查，必要时随时就诊。

（4）抗癫痫药物

①手术前无癫痫发作的患者，术后仍建议预防性服用抗癫痫药 3 ~ 6 个月，然后建议逐渐减量至停药。

②手术前有癫痫发作或手术后出现癫痫发作的患者，术后至少用药 6 ~ 12 个月，如无癫痫发作再逐渐减量至停药，必要时监测血药浓度来指导用药。

第三节　巨大动静脉畸形

动静脉畸形血管团最大直径≥6cm 的动静脉畸形属于巨大动静脉畸形。巨大动静脉畸形血管丰富、血流量高，传统外科手术切除难度大，术后并发症多。

手术切除巨大动静脉畸形仍有不可替代的作用，是终结出血风险、治愈巨大动静脉畸形确切和有效的方法。近年多推荐手术切除、血管内栓塞和放射治疗联合治疗巨大动静脉畸形，被认为可以降低治疗的并发症及死亡率。

巨大动静脉畸形的自然病史尚不完全清楚。巨大动静脉畸形以癫痫和头痛为首发症状者常见，出血率相对较低（巨大动静脉畸形的灌注压较低、引流静脉多，因而不易发生出血）。

【诊断标准】

1. 数字减影血管造影（DSA）

双侧颈动脉和椎动脉 4 支脑血管造影可以描述动静脉畸形供血动脉和引流静脉的形态学特征，并观察是否合并动脉瘤。术前脑血管造影后栓塞供血动脉可为手术切除做准备。

颈外动脉或椎动脉硬脑膜分支供血的动静脉畸形需要行双侧颈外动脉造影。

2. 三维 CT 脑血管造影（3D – CTA）

可与 DSA 相互补充，显示供血动脉数目、直径、走行方向以及畸形血管团部位、尺寸、形态和引流静脉数量。

3. 头部磁共振（MRI）和磁共振血管造影（MRA）

MRI 显示畸形血管和脑解剖学细节，测量病灶的尺寸。功能磁共振（fMRI）定位脑动静脉畸形与脑功能区的关系。

MRA 可显示病变血管结构与引流静脉形态，但不能描述血管团内伴发动脉瘤等局部细节。

【治疗原则】

1. 手术前评价

（1）患者严重头痛、难治性癫痫或神经功能障碍都是手术治疗适应证。

（2）病变紧凑、边界清楚且未累及重要功能区。

（3）脑血管造影显示畸形血管团"紧凑"，病灶中脑组织少，手术损伤小；反之，如果畸形血管团"松散"，病灶中脑组织多，则手术损伤大。

（4）病变累及范围极广，尤其是丘脑、基底节、脑干等部位，术后易造成重度残疾甚至死亡，此类病变一般不推荐直接行手术治疗。

（5）除非患者出现危及生命的颅内血肿，动静脉畸形应择期手术。未经脑血管造影的急诊手术，原则上应仅限于清除脑内血肿，待二期手术切除畸形血管。

2. 手术治疗

（1）手术设备

①神经导航　手术前定位畸形血管团、主要供血动脉和引流静脉。剪开硬脑膜后确定畸形血管在脑皮层投影。功能磁共振（fMRI）导航可标明肢体运动和语言等重要脑功能区，降低手术所致神经功能损伤。

②手术中超声波监测辅助导航　确定畸形血管团、判断供血动脉并证实是否全切畸形血管团。

③自体血回收机　自体输血机是手术切除巨大动静脉畸形不可缺少的设备。积极收集切除动静脉畸形时术野患者血液，经过自体输血机回吸收处理后，将红细胞重新给患者输回，可以减少输入异体血。

④神经电生理监测　感觉、运动诱发电位和脑干诱发电位监测有利于手术切除畸形血管时保护脑皮层神经功能。

患者有癫痫史，手术中应用皮层脑电图监测以确定癫痫灶位置，切除畸形血管后皮层癫痫灶做电灼处理。

⑤微型动脉瘤夹　巨大动静脉畸形的供血动脉和引流静脉多，由于血管内压力高，采用双极电凝很难阻断供血，应用微型动脉瘤夹夹闭细小动脉或静脉。

⑥复合手术治疗策略　术前进行详细的血流动力学血管构造分析，结合神经介入和神经外科开颅手术的优点，制定出复合手术治疗策略。主要考虑要点：辅助栓塞部分，能否达到栓塞目的，深部供血动脉的选择性栓塞，以及邻近功能区部分的栓塞等。

（2）麻醉　全麻。密切监控血压、凝血功能和颅内压变化，需要以下设备。

①放置各种监测管道和仪器。

②开放两条外周静脉，保证输液通畅。

③放置中心静脉导管，监测中心静脉压。

④动脉置管监测血压和取血化验。

⑤留置尿管监测尿量。

⑥必要时放置漂浮导管监测肺毛细血管楔压和心输出量，也可采用无创法测定心输出量。

⑦监测鼻咽温度。

⑧监测凝血功能。

⑨肾上腺皮质激素能提高患者应激能力，减轻脑水肿，手术中给予地塞米松40mg静脉滴注。

（3）输血

①控制性降低血压。平均动脉压降低 7.3～8kPa（55～60mmHg），血管内张力降低可减少出血，术野清晰利于手术操作。

②补充新鲜冷冻血浆和血小板。回收浓缩红细胞和新鲜冷冻血浆的比例要达到 2：1。血小板计数低于 50×10^9/L 时应输血小板。手术止血时给予新鲜冷冻血浆和血小板。

③合理应用促凝血药物。纤维蛋白原可以直接补充以促进凝血功能，在手术切除畸形血管团后使用。

④自体血回收。将手术中和手术后创面流出的血液进行回收、滤过、清洗、浓缩等处理，然后将浓缩的红细胞回输给患者。失血量达 1000ml 可以进行血液回收。

下列情况禁忌术野血液回收：血液流出血管外超过 6 小时；流出的血液被细菌或消毒液污染；大量溶血。

术毕要给予呋塞米 20～40mg 脱水。术后 3 天内至少每天检查 2 次血常规和血气分析，必要时复查凝血功能，及时治疗异常情况。

（4）手术方法　栓塞是手术切除巨大动静脉畸形的辅助手段，手术切除前栓塞部分畸形血管或闭塞手术不易达到的深部血管，从而减少动静脉畸形内部血流。巨大高流量动静脉畸形经部分栓塞后可预防手术中发生 NPPB 综合征。

①体位：头位抬高 15°有利于脑血液回流。

②切口设计：骨瓣一定要覆盖巨大动静脉畸形。头皮切口局部用含 1∶200000 肾上腺素的盐水或局麻药浸润，患有高血压、心律失常或对肾上腺素禁忌者不用。

③神经导航或超声波引导下切除畸形血管团，术中栓塞、夹闭主要供血动脉，沿畸形血管团周围分离，最后结扎引流静脉。

④术前癫痫患者行术中皮层脑电图监测，根据提示切除或电灼异常病灶。

（5）手术后治疗

①患者送入神经重症监护病房（NICU），保持患者头高位。必要时可给予巴比妥类药物。

②预防术后 NPPB 综合征，保持收缩压控制于 90～100mmHg，维持 1～3 日。

③术后使用甘露醇、地塞米松、苯巴比妥。

④抗癫痫治疗。手术前有癫痫发作，手术后继续抗癫痫治疗 3～6 个月，无癫痫发作可逐渐减药。手术前无癫痫发作，手术后抗癫痫治疗 1～3 个月，逐渐停用。

⑤术后尽早复查头部 CT，病情平稳后复查脑血管造影（DSA）。

（6）手术并发症

①残存畸形血管，需要再次手术切除或放射治疗。

②手术后再出血　可能原因为残存畸形血管，如血肿比较大应手术清除。

第四节　烟雾病

烟雾病（Moyamoya 病）病因不明，有儿童和青年－中年两个发病高峰。其病理解剖基础为大脑基底异常纤细的网状新生血管网形成，表现为颈内动脉末端进行性狭窄或闭塞，以及广泛的颅内和颅内、外之间血管吻合。

【诊断标准】

1. 临床表现

（1）脑缺血　儿童和成人皆常见。有相应部位的特异性缺血表现，如短暂性脑缺血发作、脑梗死等或有非特异性脑缺血表现（如头痛、头晕、记忆力下降、舞蹈样动作等）。

（2）脑出血　成人常见。有明确的出血病史，以脑室出血为主，约 10% 以下患者可有脑叶或基底节区出血。

（3）特发性（无明确既往疾病原因）的散发或家族性病例。

（4）缓慢进展病程。

（5）排除以下疾病或病理情况　动脉粥样硬化、自身免疫性疾病、脑膜炎、脑肿瘤、唐氏综合征（21－三体）、颅脑外伤、颅脑放射治疗等。

2. 辅助检查

（1）神经影像学检查

①全脑血管造影（DSA）　脑血管造影表现：颈内动脉末段和（或）大脑前动脉和（或）大脑中动脉起始段闭塞；在动脉显影期于狭窄或闭塞血管邻近部位见异常血管网（烟雾样血管）；双侧均出现上述表现。应行双侧颈外动脉造影，以评估患者颅外血流代偿情况。

②MRA　不能行血管造影的儿童病例可由 MRA 诊断，一侧满足脑血管造影诊断标准、另一侧颈内动脉末端狭窄，也可诊断为烟雾病。

③SPECT 或 ECT　了解脑缺血程度。

④头部 CT 和 MRI　了解全脑情况，是否已有脑梗死存在。

（2）实验室检查　血和脑脊液免疫球蛋白。

（3）脑电图。

（4）颈内动脉超声波检查。

【治疗原则】

烟雾病围手术期基本治疗原则见表 4－5。

1. 非手术治疗

（1）脑室出血

①患者如意识不清，及时行脑室穿刺外引流。

②止血（6－氨基己酸等）、脱水等对症治疗。

（2）脑梗死　主要是扩张血管和其他对症治疗。

2. 手术治疗

（1）手术适应证

①DSA 证实为明确的烟雾病。

②脑血流灌注提示明确的脑灌注降低。

③有低灌注部位相应的特异性症状，特别是短暂性脑缺血发作。

同时符合以上 3 条的患者为手术干预的首选适应证。

④出血型烟雾病患者，特别是伴有高血流动力学动脉瘤的患者，强烈推荐手术干预。

⑤无特异性症状，但长期具有可能与脑缺血相关非特异性症状的患者且同时具备上述①②条，推荐手术干预。

⑥双侧均有脑灌注降低，一侧已行手术且耐受良好的患者，推荐对另一侧进行预防性手术干预。

⑦诊断明确的儿童烟雾病患者，推荐双侧均行手术治疗。

（2）治疗方法选择　首选直接脑血流重建术，即 STA－MCA 搭桥术；作为备选或辅助的间接脑血流重建术：改良颞浅动脉 - 硬脑膜 - 脑融合术（EDAS 术），多点钻孔术。

①成人缺血型烟雾病　首选搭桥术 + 硬脑膜翻转术；次选改良 EDAS 术。

②成人出血型烟雾病　搭桥术；间接脑血流重建术效果不肯定。

③儿童型烟雾病　首选改良 EDAS 术或多点钻孔术（效果优于成人）。

（3）术后处理　应用血管扩张药物。

3. 出院医嘱

出院后需门诊长期随诊复查，6 个月及 12 个月后复查脑血管造影或 ECT。出院后继续应用血管扩张及神经营养药物。

表 4 - 5　烟雾病围手术期基本治疗原则

	检　查	药　物	注　意
术前	①抽血 + 心电图 + X 线胸片 ②MRI（头部） ③CTP（头部） ④双颈部血管超声 ⑤SPECT ⑥DSA（全脑 + 双颈外动脉）	①控制血糖 ②停氯吡格雷及阿司匹林 1 周以上 ③停二甲双胍（CTA 禁用）	术前避免低灌注 （术前输液保证脑灌注）
术中	①电生理监测（MEP、SEP） ②血流监测 ③荧光造影	—	术中血压维持 （避免低血压及血压波动过大）
术后	①CT（术后第 1 天） ②CTP（术后 3 天） ③CTA（术后 1 周） ④SPECT（术后 1 ~ 3 个月） ⑤DSA（术后 3 ~ 6 个月）	①阿司匹林（成人缺血型烟雾病且头部 CT 无明显出血） ②他汀类药物	①控制血糖、血压、血脂 ②避免压迫颞浅动脉

第五节　海绵状血管畸形

海绵状血管畸形（CM）也称海绵状血管瘤，是一种边界清楚的良性血管性错构瘤。它由形状不规则、厚薄不一的窦状血管性腔道组成，占中枢神经系统血管畸形的 5% ~ 13%。其多位于脑内，但不包含神经实质、大的供血动脉或大的引流静脉。大多数位于幕上；10% ~ 23% 位于颅后窝，多见于脑桥；偶见于脊髓。通常直径为 1 ~ 5cm。半数多发，可有出血、钙化或栓塞。可分为两型：散发型和遗传型（常染色体显性遗传，并有多种表现型）。

【诊断标准】

1. 临床表现

（1）癫痫发作约占 60%。

（2）进行性神经功能缺损约占 50%。

（3）颅内出血约占 20%，通常为脑实质内出血。此类病灶倾向于反复发作的少量出血，极少出现灾难性大出血。

（4）脑积水。

（5）无症状偶然发现。

2. 辅助检查

脑内海绵状血管畸形的诊断主要依靠脑 CT 和 MRI。DSA 检查通常为阴性。

（1）头部 CT 可清楚显示病变的出血和钙化，但可能遗漏很多小的病灶。

（2）头部 MRI 对于本病的诊断具有特异性，在 T_1 和 T_2 像上病变呈类圆形混杂信号；MRI 的 T_2 加权像是最敏感的，可见病变周边被一低信号环完全或不完全地包绕（含铁血黄素沉积环）。若发现同样特点的多发病灶或患者存在家族史，则强烈支持该诊断。

对于一个以上家庭成员罹患海绵状血管畸形的患者，其一级亲属应做增强 CT 或 MRI 检查及适当的遗传咨询。

【治疗原则】

海绵状血管畸形的治疗方法主要分为保守治疗和手术治疗。

1. 保守治疗

对于无症状、较小的海绵状血管畸形，可采取 CT 和 MRI 随访下保守治疗，包括药物控制癫痫发作等。

2. 手术治疗

手术切除病变是根本的治疗方法，但其治疗指征仍没有统一。微创手术治疗是目前的最佳选择。对于非功能区的浅表病变，如果病灶反复出血而逐渐增大或癫痫反复发作而药物控制不满意，可采取手术治疗。位于功能区和脑深部（如脑干）的病变，若术前已有神经功能障碍，可考虑手术治疗。未出血或偶然发现的病变，应根据病变的部位和大小权衡手术治疗是否会带来新的并发症或功能缺陷，然后再决定是否手术。

3. 放射治疗（包括立体定向放射外科）

对本病的治疗效果仍存在争议，目前多数意见认为本病对放射治疗不敏感。

第六节　颈动脉-海绵窦瘘

颈动脉-海绵窦瘘（CCF）是常见的动静脉瘘之一，可分为外伤性（TCCF）和自发性（SCCF）两种。外科手术治疗效果不满意，血管内栓塞技术是目前的首选治疗方法。①外伤性（包括医源性）：占颅脑外伤患者的 0.2%，也见于经皮三叉神经根切断术；②自发性：颈内动脉与海绵窦间直接沟通的高流量分流，常由于海绵窦内颈内动脉瘤的破裂。

【诊断标准】

1. 临床表现

其典型表现为单侧或双侧搏动性突眼，颅内杂音和结膜充血、水肿、外翻以及眼球运动障碍，有时伴眼眶、眶后疼痛，视力下降、复视等。SAH 少见。

2. 影像学检查

（1）头部 CT　对 TCCF 帮助较大，可发现突眼和相关外伤表现，如颅盖/颅底骨折、颅面部损伤、颅眶损伤、颅内血肿、脑挫伤等；注射对比剂后可见眼静脉增粗、海绵窦增强等。

（2）头部 MRI　增强后可见引流静脉走行。

（3）脑血管造影　最为主要的检查方法。可借以显示瘘和脑循环的信息，为诊断和治疗提供参考。

①瘘口：大小、部位、单侧或双侧等。

②脑循环状况：颈内动脉破裂、侧支循环吻合、是否伴有假性动脉瘤与脑盗血等。

③瘘的引流静脉及其走行。

【治疗原则】

1. 一般原则

力争达到"闭塞瘘口、保留颈内动脉通畅、改变脑部循环、消除眼部症状"的最佳目的。目前国内、外均选用血管内栓塞治疗，栓塞材料均首选可脱性球囊。

2. 经动脉可脱性球囊栓塞术

用球囊闭塞海绵窦腔及瘘口，80% 可达到既闭塞瘘、又保留颈内动脉通畅的治疗效果，从而将瘘治愈。仅 20% 需要同时闭塞颈内动脉以治疗瘘。

第七节　颈动脉粥样硬化

动脉粥样硬化是颈动脉狭窄或闭塞的主要原因。作为主要的脑供血动脉，颈动脉狭窄或闭塞可引起缺血性脑卒中，严重者还可导致死亡。颈动脉狭窄到一定程度便需要手术切除硬化斑块，或行支架置入以扩张狭窄的血管，从而恢复动脉血流。

【诊断标准】

1. 临床表现

动脉粥样硬化斑块可造成动脉管腔狭窄及脑动脉栓塞，从而引起脑缺血表现。根据脑缺血后脑损害的程度，其临床表现可分为两类，一类是由于轻度或短暂的供血不足引起暂时性神经功能缺失，但无明显脑梗死存在，临床上表现为短暂性脑缺血发作（TIA）；另一类缺血程度较重，持续时间较长，造成脑梗死，临床上表现为可逆性缺血性神经功能缺失（RIND）、进行性卒中（PS）和完全性卒中（CS）。

（1）颈动脉系统 TIA　病变对侧肢体常出现突然发作的麻木、感觉减退和感觉异常、上肢和（或）下肢无力、面肌麻痹（中枢性）或病变同侧单眼突发黑矇，如病变在优势半球常伴有语言障碍。症状在 24 小时内完全消失。

（2）脑梗死

①可逆性缺血性神经功能缺失　发病似卒中，出现神经功能障碍较轻，24 小时以后逐渐恢复，一般在 1~3 周内功能完全恢复，脑内可有小范围的梗死灶。

②进行性卒中　卒中症状逐渐发展，常于 6 小时至数日内达高峰，脑内有梗死灶存在，脑血管造影常显示颈内动脉或大脑中动脉闭塞。

③完全性卒中　卒中症状发展迅速，在发病后数分钟至 1 小时内达高峰，并且稳定而持续的存在，其症状和体征随闭塞动脉的不同而异。

2. 辅助检查

颈动脉狭窄或闭塞的诊断主要依靠颈部超声波检查、CTA、MRA、高分辨率 MRI

和 DSA。后者属于创伤性检查，但仍是目前确定颈动脉狭窄的主要检查方法。通过辅助检查可以了解颈动脉狭窄的部位、程度以及侧支循环的代偿情况。

【治疗原则】

1. 保守治疗

包括扩血管、改善脑血流和脑代谢的药物治疗等。

2. 颈动脉内膜剥脱术

颈动脉内膜剥脱术（CEA）是目前有效的治疗方法。

（1）手术指征　仍未统一，公认的主要如下。

①颈内动脉颅外段严重狭窄：对于症状性狭窄（TIA 或卒中）患者，目前认为当狭窄大于 50％ 时，CEA 的疗效肯定；对于无症状患者，当狭窄大于 60％ 或动脉粥样硬化斑块不稳定时建议手术治疗。

②狭窄部位在下颌角以下：手术可及。

③完全闭塞 24 小时以内：也可考虑手术；闭塞超过 24～48 小时，已发生脑软化者，不宜手术。

（2）麻醉　可分为全身麻醉和局部麻醉两种。

①全身麻醉　其优点包括：全程气道控制和动脉血二氧化碳浓度控制；巴比妥类药物提供脑保护；术中调控血压。

其缺点包括：术中脑灌注监测（包括 TCD、近红外分光镜、脑电图和体感诱发电位等技术）的敏感性和特异性均较差，以致于缺乏准确的参数来决定分流技术的实施与否；异氟烷潜在的"脑盗血"现象；脑保护所需的高浓度异氟烷以及术后恶心、呕吐等。另外心血管系统的反应也较常见，例如麻醉诱导的交感神经反应以及气管插管与拔管等均可导致冠脉循环和脑循环的损害。

②局部麻醉　其优点包括：术中脑灌注监测敏感性高；分流使用率减少；心血管系统并发症减少；住院天数减少；医疗费用负担少；对于 COPD 患者可避免气管插管；避免"盲目"升高血压对心脏的有害作用等。

其缺点包括：各种局麻技术的并发症；急诊术中气道控制差；心肌缺血的发生率高；术中对患者与医师间的相互合作及交流能力要求较高。

3. 颈动脉支架成形术

近年来颈动脉支架成形术（CAS）的临床应用日渐增多，其创伤小且疗效肯定，可达到 CEA 手术不能到达的部位，如颈内动脉颅底段及虹吸部。其技术已越来越成熟，除支架的种类增多和新的支架不断问世外，还研制成了防止颈动脉斑块脱落而避免脑栓塞的保护伞。但大规模的前瞻性研究正在进行中，远期疗效有待进一步评价。

第八节　高血压性脑出血

参见《神经内科诊疗常规》第三章"脑血管疾病"第二节"脑出血"。

第五章　脊髓与脊柱疾病

第一节　脊髓空洞症

脊髓空洞症是一种缓慢进行性脊髓退行性病变，在致病原因的影响下，脊髓中央管扩大或形成管状空腔，其周围胶质增生。临床表现为受累脊髓节段的神经损害症状，以痛、温觉减退甚至消失而深感觉保存的分离性感觉障碍为典型特征。脊髓空洞最常发生于颈段及上胸段，位居脊髓断面中央，但也可呈偏心发展。

脊髓空洞症的发病机制尚未完全明了，但蛛网膜下腔阻塞是几乎所有脊髓空洞症的共有病理学基础。颅－颈交界区异常是其最常见原因，如小脑扁桃体下疝畸形（Arnold－Chiari 畸形）、颅底陷入症、扁平颅底等；也可继发于脊髓的病变，如脊髓损伤、脊髓肿瘤、炎症后蛛网膜粘连等。

【诊断标准】

1. 临床表现

（1）感觉异常　主要取决于空洞涉及的脊髓节段。空洞位于颈段、上胸段，出现单侧上肢与上胸部的节段性分离性感觉障碍，痛、温觉减退甚至消失症状，也可表现为双侧性。患者易发生烫伤与损伤。

（2）运动障碍　颈胸段脊髓空洞出现一侧或双侧上肢弛缓性部分瘫痪，表现为肌无力、肌张力下降，尤以双手鱼际肌、骨间肌萎缩最为明显，严重者呈"爪形手"畸形；一侧或双侧下肢痉挛性部分瘫痪，肌张力亢进。

（3）自主神经损害症状　空洞累及脊髓侧角的交感神经脊髓中枢，出现霍纳（Horner）综合征，病变相应节段肢体与躯干皮肤少汗、温度降低，指甲角化过度并萎缩且失去光泽。晚期患者可出现大、小便障碍。

2. 辅助检查

（1）MRI 对脊髓空洞症具有独特的诊断价值，能够显示脊髓空洞伸展范围和大小以及有无分隔。颈椎 MRI 和三维 CT 可发现颅－颈交界区畸形，头部 CT 或 MRI 主要为了明确是否伴发脑积水等情况。

（2）诱发电位及肌电图有助于了解神经传导功能损害情况。

3. 鉴别诊断

本病需与脊髓多发性硬化、肌萎缩侧索硬化、脊髓内肿瘤、腕管综合征等有类似临床表现的疾病相鉴别。MRI 有助于明确诊断。

【治疗原则】

1. 手术方式

（1）寰枕减压术　适用于单纯小脑扁桃体下疝畸形的患者，寰枕减压是针对病因的治疗。手术目的是扩大颅－颈交界区蛛网膜下腔的容积。枕大孔处骨窗减压直径为 2.5～3.0cm，寰椎后弓切除宽度约 2.5cm，可完全解除小脑扁桃体的压迫。完全松解寰枕筋膜，硬膜"Y"型切开，用自体肌筋膜或人工硬膜扩大减张缝合，达到扩大蛛网膜下腔容积目的。术中应尽量保持蛛网膜的完整性，可避免术后中枢神经系统感染所致发热。

大量实践已证明，既往的大骨窗颅后窝减压术并未增加疗效，却存在较高的并发症发生率，应摒弃。关于下疝的小脑扁桃体是否应切除，仍存在争议，但因手术风险及术后并发症发生率明显增高，越来越多的学者不予主张。

（2）枕颈及寰枢椎固定术 对于存在脊柱稳定性改变的寰枕交界区畸形则要根据其具体情况决定采取不同方式的内固定术，部分患者可能需前、后路联合手术。因此类患者常合并多种骨及椎动脉变异，故手术风险较高，术前应综合 MRI、CT、X 线结果进行手术方式的评估。

（3）空洞引流术 对寰枕减压失败、空洞不缓解或无效者，可考虑于病变相应部位行椎管内探查及空洞－蛛网膜下腔分流术。但因该术式相当高的无效甚至症状加重发生率，应慎重选择，不应作为脊髓空洞症的常规治疗选择。

2. 围手术期护理

（1）术前 早期患者症状比较局限和轻微，而晚期患者多有肢体功能障碍，应给予生活护理，按摩局部皮肤，活动肢体。

（2）术后 给患者翻身时要呈直线，应用"轴式"翻身法。高颈位的脊髓空洞应给患者戴颈托。术后注意观察呼吸功能障碍者，应将患者留置于 ICU 并给予呼吸机支持。另外对于合并排尿功能障碍的患者要注意泌尿道的护理。

（3）出院医嘱 佩戴颈托保护 2～3 个月。

第二节 椎管内肿瘤

椎管内肿瘤是指生长于脊髓及其周围组织（包括神经根、硬脊膜、血管、脊髓及脂肪组织等）的原发性与继发性肿瘤。具体分类为：①硬脊膜外肿瘤，单纯原发者除神经纤维瘤外多为恶性肿瘤，起源于椎体或硬脊膜外组织，包括肉瘤、转移癌、侵入瘤和脂肪瘤，其他还有软骨瘤和椎体血管瘤。②髓外硬脊膜下肿瘤，绝大部分为良性肿瘤，最常见为神经鞘瘤、神经纤维瘤和脊膜瘤，少见为皮样囊肿、表皮样囊肿、畸胎瘤和由髓外向髓内侵入的脂肪瘤。③髓内肿瘤，主要有室管膜瘤、星形细胞瘤，其他有海绵状血管瘤、皮样或表皮样囊肿、脂肪瘤、畸胎瘤等。

【诊断标准】

1. 临床表现

（1）刺激期（神经根痛期） 在疾病早期可出现神经根性刺激症状，性质多为电灼样、针刺样、刀割样或牵拉感，咳嗽、打喷嚏和用力大便均可使椎管内压力增加而诱发疼痛或使其加剧，夜间痛和平卧痛是椎管内肿瘤较为特殊的症状，患者常被迫表现为"坐睡"。

（2）脊髓部分受压期　典型体征为 Brown‑Sequard 综合征。表现为受压平面以下同侧肢体运动障碍、对侧感觉障碍。髓内肿瘤感觉障碍平面是从上向下发展，髓外肿瘤则由下向上发展。

（3）脊髓完全受压期　表现为压迫平面以下运动、感觉、括约肌功能完全丧失，而且为不可逆的。

（4）查体　全身体格检查，注意心、肺功能，观察胸式呼吸是否存在；检查四肢肌力与躯体感觉障碍平面；有无肌肉萎缩和压疮。

2. 辅助检查

MRI 扫描可清楚地显示肿瘤、脑脊液和神经组织，但对脊柱骨质显示不如 CT 和 X 线平片。CT 扫描见病变部位椎管扩大，椎体后缘受压破坏，椎管内软组织填充。脊髓血管造影可除外脊髓动静脉畸形。

3. 鉴别诊断

（1）椎管内血管性病变　如动静脉畸形、海绵状血管畸形。

（2）椎管内囊虫病。

（3）椎管内炎性病变　如脓肿、肉芽肿、结核等。

（4）脊柱骨病变　椎体肿瘤、转移癌。

（5）椎管内先天性病变　如囊肿、脊膜膨出。

【治疗原则】

1. 手术治疗

常规采用后正中入路，俯卧或病变侧在上的侧卧位，如为髓内肿瘤则采用左侧卧位。根据肿瘤的具体部位（硬脊膜外、髓外硬脊膜下或髓内），切开病变段椎板，切除肿瘤。术中应采用脊柱导航或 C 型臂 X 光机定位肿瘤对应的脊柱节段，尤其是对于中下胸段肿瘤，手法定位容易出现偏差。

2. 术后处理

（1）高颈段（C_4 以上）脊髓肿瘤手术后可能出现呼吸功能障碍，患者应在 ICU 监护。

（2）密切观察四肢活动情况，如患者麻醉清醒后出现背部及肢体剧痛难忍、烦躁，感觉障碍平面上升，肢体力弱加重时，应考虑到术区血肿可能，应及时行 CT 或 MRI 检查，紧急情况下甚至需要手术探查。

（3）术后可应用激素减轻脊髓水肿。

（4）如系恶性胶质瘤或其他恶性肿瘤，术后应根据病理行放射治疗和化疗。

3. 护理要点

（1）卧硬板床，床面要干燥、平整、柔软。肢体活动障碍者加强被动活动。

（2）防止压疮的发生，定时翻身，应用"轴式"翻身法以防脊柱不稳定而造成脊髓损伤。

（3）高位颈髓肿瘤患者注意观察呼吸，术后保持呼吸道通畅。

（4）保留导尿，防止泌尿系统感染。

（5）因躯体神经麻痹、瘫痪，患者对冷热、疼痛感觉消失，用热水袋或热敷时要防止烫伤。

（6）术后常引起胃肠功能紊乱，患者腹胀严重，可用肛管排气。

第三节　脊髓损伤

脊髓损伤可分为开放性和闭合性两类。前者主要包括锐器伤和火器伤，后者可因暴力直接作用于脊柱或作用于身体其他部位再传导至脊柱，造成骨折或脱位而伤及脊髓，无骨折或脱位的脊髓损伤原因可能为挥鞭样损伤或脊髓血液供应障碍等。

【诊断标准】

1. 临床表现

（1）外伤史　可为屈曲性损伤、伸展性损伤、挥鞭样损伤、刀戳伤或火器伤。伤后立即出现损伤水平以下运动、感觉和括约肌功能障碍，脊柱骨折的部位可有后凸畸形，伴有胸腔、腹腔脏器伤者可有呼吸障碍、休克等表现。

（2）脊髓震荡　表现为不完全性神经功能障碍，持续数分钟至数小时后恢复正常。

（3）脊髓休克　损伤水平以下感觉完全消失，肢体弛缓性瘫痪、尿潴留、大便失禁、生理反射消失、病理反射阴性，持续时间依据损伤严重程度而不同。一般多需 2 ~ 4 周或更长。

（4）脊髓完全性损伤　休克期过后表现为损伤平面以下肌张力增高，腱反射亢进，出现病理反射，自主运动及感觉完全消失。

（5）脊髓不完全性损伤　可在休克期过后才出现，亦可在伤后立即出现。表现为损伤平面以下感觉、运动和直肠、膀胱括约肌功能的部分丧失。

2. 辅助检查

（1）X 线　脊柱 X 线正、侧位摄片，检查脊柱损伤的水平和脱位情况，以及椎体有无骨折。

（2）CT　可显示骨折部位，有无椎管内血肿。

（3）MRI　可清楚显示脊髓受压及损伤的程度、性质、范围，有无出血以及晚期出现的外伤性脊髓空洞与软化灶。

3. 实验室检查

腰椎穿刺了解脑脊液是否为血性。必要时可做奎氏试验。

【治疗原则】

闭合性脊髓损伤早期综合治疗，手术复位、固定，解除压迫，防治并发症，早期康复训练。开放性脊髓损伤则在上述治疗基础上早期清创，闭合创口，必要时放置外引流。

1. 保守治疗

（1）颅骨牵引、颈胸支架、手法整复、姿势复位。

（2）药物治疗：大剂量的甲泼尼龙、甘露醇，防止脊髓水肿及继发性损伤。

（3）条件允许下，早期行高压氧治疗。

2. 手术治疗

椎体骨折的切开复位和固定、椎板切除、脊髓与受损神经根减压术及钉棒植入内固定术。

脊髓火器伤先处理合并伤，积极抗体克，早期应用抗生素，及早实施清创术，椎管内有异物及血肿压迫脊髓严重者行椎板切除术。

3. 护理要点

（1）脊髓外伤后翻身时要保持脊柱呈直线，两人动作一致，防止再次脊髓损伤。

（2）严密观察四肢活动情况，观察感觉障碍平面是否有上升。

（3）根据损伤的部位不同重点观察：颈髓损伤的患者注意观察呼吸功能，胸部损伤的患者注意观察有无血气胸，骶尾部损伤的患者应预防泌尿系感染。

（4）腹胀严重者可行肛管排气。

（5）因躯体神经麻痹、瘫痪，患者对冷热、疼痛感觉消失，应防止烫伤。

（6）高颈髓损伤的患者，体温调节中枢失调，中枢性高热可达39℃～40℃，物理降温效果较好。

（7）放置导尿管，注意防治泌尿系感染。

第四节 椎间盘突出症

一、腰椎间盘突出症

椎间盘的功能是在运动的情况下支撑和分散负载，同时保证稳定的运动。椎间盘的髓核随年龄的增长，其蛋白含量增多而糖减少，同时出现脱水（水合作用减少），黏液蛋白变性，发生纤维组织的长入。椎间盘高度减小，并且易受损伤。机械负载下，髓核内的压力上升，可发生纤维环撕裂和髓核疝出。

【诊断标准】

1. 临床表现

（1）疼痛　首发症状可能是腰背痛，数天或数周后逐渐（有时是突然）产生神经根性疼痛，通常伴随着背痛的减轻。坐骨神经痛对于腰椎间盘突出症诊断的敏感性极高，如果患者没有坐骨神经痛，存在有临床意义的腰椎间盘突出症的可能性非常小。屈膝、屈髋时疼痛减轻。患者通常会避免过多活动，然而一个姿势（坐、站或卧）保持过久也可能会加重疼痛；咳嗽、打喷嚏或用力排便时疼痛加重。

（2）神经根症状　下肢放射性疼痛、肌力减弱、皮区性感觉改变、反射改变。查体的时候可以发现有明显的神经紧张表现：如直腿抬高试验（Lasegue征）阳性。有时表现为神经根综合征，即多根神经根受累。

（3）马尾综合征　表现有括约肌功能紊乱，如尿潴留、尿和（或）便失禁、肛门括约肌张力减小。还常出现马鞍区感觉缺失，分布于肛门区域、生殖器下部、会阴、臀部、大腿后上侧。可伴有显著的运动力弱和跟腱反射消失。性功能障碍通常发生较晚。

（4）定位体征　如表5-1所示。

表 5 – 1 　腰椎间盘突出症定位体征

| | 腰椎间盘水平 | | |
	$L_{3\sim4}$	$L_{4\sim5}$	$L_5\sim S_1$
受压神经根	L_4	L_5	S_1
比例	3%～10%（平均5%）	40%～45%	45%～50%
消失的反射	膝腱反射	无	跟腱反射
运动无力	股四头肌（膝伸展）	踇长伸肌和胫骨前肌（足下垂）	腓肠肌（足跖屈）
感觉减退	踝和足的内侧	踇趾、第二趾间和足背侧	踝和足的外侧
疼痛分布	股前	下肢后侧	下肢后侧，常可至踝部

2. 辅助检查

（1）腰骶 MRI　可见椎间盘疝出而压迫神经根或鞘囊，还可以发现明显的椎间盘退行性改变（T_2 WI 信号减弱，椎间盘高度减小），并可以提供矢状面的信息，观察马尾神经。

（2）腰骶 CT　椎间盘脱出的表现包括硬脑膜外脂肪的缺失、鞘囊的突起缺失（有疝出的椎间盘造成的压迹），特点是骨组织清晰度显示非常好。

【治疗原则】

1. 保守治疗

（1）卧床休息　通过减少神经根压力和（或）椎间盘内的压力来减轻症状，同时也减少了运动引起的疼痛。一般不应超过 3 天，长时间卧床反而易出现力弱、僵直，增加疼痛。

（2）腰背肌锻炼　最初 2 周采用对背部强度较小的锻炼，如步行、骑自行车等；2 周后逐渐增加背部伸肌和腹肌锻炼的强度。

（3）止痛药对症治疗。

（4）硬脊膜外注射皮质类固醇激素。

（5）适当的物理治疗　急性期不推荐使用，对牵引及按摩推拿更应慎重。

2. 外科手术治疗

（1）手术指征　经非手术治疗控制疼痛 5～8 周后失败者，建议手术。超过85%的急性椎间盘突出症患者经过非手术治疗或不治疗干预，症状也会改善，因此建议等待 5～8 周后再考虑是否手术。但出现以下几种情况之一者，可考虑急诊手术。

①马尾综合征。

②进行性运动功能缺失（例如足下垂）。

③虽然经过适当的镇痛药物治疗，但患者仍不能忍受疼痛。

（2）手术方法

①显微椎间盘切除术：与传统标准的开放性椎板切除＋椎间盘切除术相比，切口更小、更微创。采用半椎板开窗或经皮套筒显微镜下椎间盘刮除，对肌肉、韧带及椎板损伤小、失血少，患者住院时间短，而总体效果与传统标准的椎间盘切除术类似。

②经皮内镜椎间盘切除术：运用脊柱内镜手术系统，将椎间盘内容物及疝出物切除，解除椎间盘脱出部分对神经根的压力。是近年较为推崇的微创外科疗法。但当存

在严重的神经损害或伴发脊柱不稳时，不推荐使用。

③如果合并腰椎滑脱，可在椎间盘切除术后行融合术，常用术式包括后入路腰椎体内融合术（PLIF）和经椎间孔入路腰椎体间融合术（TLIF）等。

（3）并发症

①感染，包括切口感染和深部感染。

②神经根损伤，出现感觉、运动功能障碍。

③硬脊膜意外开放，可能导致脑脊液漏，但绝大多数不需要修补。

④椎间盘突出症复发。

二、颈椎间盘突出症

颈部神经根位于相同数目椎体椎弓根的上方。与腰椎情况相反，颈神经根紧贴椎弓根的下表面通过椎间孔，椎间隙与椎弓根的下部邻近。

【诊断标准】

1. 临床表现

（1）神经根症状　通常侵害突出平面椎间孔发出的神经，如 $C_{6~7}$ 通常造成 C_7 神经根病变。C_8 和 T_1 神经根受累可以产生部分 Horner 综合征。

（2）体征　压头试验或椎间孔挤压试验：患者向有症状的一侧倾斜头部，压迫其头顶，患者产生放射性疼痛，称为 Spurling 征阳性。轴向人工牵拉：患者仰卧，应用 10~15kg 的轴向牵拉，神经根症状减轻或消失为阳性。肩外展试验：患者取坐位，使其抬起手置于头顶，神经根症状减轻或消失为阳性。定位体征如表 5-2 所示。

表 5-2　颈椎间盘突出症定位体征

	颈椎间盘水平			
	$C_{4~5}$	$C_{5~6}$	$C_{6~7}$	$C_7~T_1$
比例	2%	19%	69%	10%
受压神经根	C_5	C_6	C_7	C_8
消失的反射	三角肌和胸肌反射	肱二头肌和肱桡肌反射	肱三头肌反射	手指反射
运动无力	三角肌	前臂屈肌	前臂伸肌（垂腕）	手内部肌
感觉异常和感觉减退	肩	上臂、拇指、前臂桡侧	第2、3手指，所有的指尖	第4、5手指

2. 辅助检查

颈椎 CT 与 MRI。

【治疗原则】

1. 保守治疗

超过 90% 由颈椎间盘突出症造成的急性颈神经根病可以不通过手术得到改善。应用适当的止痛药、抗炎药（非甾体抗炎药或短期减量的皮质类固醇激素）以及间断颈部牵引，可以缓解症状。

2. 外科手术治疗

手术适合用于经非手术治疗不能改善症状，或有进展性神经功能缺损的患者。

（1）前路颈椎间盘切除加椎体融合术（ACDF）　适用于$C_{3\sim7}$水平，一般适用于1~2个节段的病变，也可做3个节段。此入路在术中对椎间隙融合固定，减少半脱位的发生率。

（2）前路颈椎间盘及椎体次全切除加椎体融合术（ACCF）　多用于$C_{3\sim7}$水平，适用于合并后纵韧带钙化及相邻椎间盘脱出而依靠ACDF难以充分减压的患者。

（3）后路颈椎减压术

①多节段颈椎间盘突出或骨赘造成脊髓病变。

②当椎间盘突出与椎管狭窄合并发生时，并且后者受累范围更加广泛和（或）病情更加重要。

③无法接受喉返神经受损引起的永久性声音改变风险（发生率约4%）。

④低位（如C_7、C_8、T_1）或高位（如C_3、C_4）颈神经根受压，使用前路手术方式困难者。

⑤单侧神经根病变。可做后路单开门或双开门减压术，如为长节段或术前合并失稳的患者可同期行相应节段侧块或椎弓根融合固定术。

（4）经皮内镜椎间盘切除术　参见"腰椎间盘突出症"。

（5）手术后监测（颈前入路）

①提示手术后术区血肿的证据　呼吸痛苦、吞咽困难、气管偏斜。

②手术节段的神经根支配肌肉力弱　如$C_{5\sim6}$的肱二头肌、$C_{6\sim7}$的肱三头肌。

③长束征（Babinski征等）　可以提示脊膜外血肿压迫脊髓。

④进行骨融合的病例　极度吞咽困难可能提示骨移植物向前突出影响到食管，查侧位脊柱X线可帮助诊断。

⑤声音嘶哑　可能提示喉返神经损伤引起的声带麻痹。禁经口进食，直到能够进一步评估。

第五节　腰椎管狭窄症

由于小关节面和黄韧带肥厚造成，可能由于椎间盘突出或脊椎前移而加重，可能在先天狭窄的基础上发生。最常见于$L_{4\sim5}$，其次是$L_{3\sim4}$。

【诊断标准】

1. 临床表现

（1）症状性狭窄　产生逐渐进展的站立和行走时的腰腿痛，间歇性跛行，坐位和躺下时缓解（神经性跛行）。

（2）神经系统检查　踝反射减弱或消失以及膝腱反射减弱常见，少部分病例神经系统检查正常。

2. 辅助检查

（1）X线　可以显示脊椎前移。椎管轴位直径通常狭窄。

（2）CT　可显示轴状位椎管的直径、韧带肥厚、小关节面关节病、纤维环膨出以及突出的椎间盘。

（3）MRI　可显示对神经结构的损害，T_2WI上可见狭窄严重节段脑脊液信号缺失，可很好地评价脊椎前移引起的神经损害。

3. 鉴别诊断

（1）血管性跛行　行走诱发的症状经过休息可立刻缓解，是一个关键的鉴别特点。

（2）大转子滑囊炎。

（3）椎间盘突出症。

【治疗原则】

1. 保守治疗

包括非甾体抗炎药和物理治疗（如佩戴腰椎矫正器等）。

2. 手术治疗

经保守治疗 3 个月以上，无效或症状继续加重时需要采用手术治疗。手术的目的是缓解疼痛，阻止症状进展并且可能会对恢复神经功能有效。

常用手术方式是椎板切除术（椎管和椎间孔的后路减压）加（或不加）融合术。融合术常用方式包括后入路腰椎体内融合术（PLIF）和经椎间孔入路腰椎体间融合术（TLIF）。

第六节　脊髓血管畸形

脊髓血管畸形少见，男多于女，80% 发生于 20～60 岁。主要类型包括：硬脊膜动静脉瘘、脊髓动静脉畸形和髓周动静脉瘘等。其中硬脊膜动静脉瘘是成人最常见的类型，占比约 80%。15%～20% 的患者合并皮肤或其他部位的血管畸形。

【诊断标准】

1. 临床表现

由于脊髓引流静脉高压造成脊髓静脉性充血，85% 表现为进展性脊髓神经功能缺损，如持续数月至数年的背痛和与之相关的进展性感觉缺失以及下肢力弱。也有表现为突发脊髓病，通常继发于出血，多见于髓周动静脉瘘。

2. 辅助检查

（1）脊髓 MRI　80% 以上病例可见髓外流空信号及迂曲的血管影，可见髓内水肿信号；由于静脉充血或静脉梗死，增强扫描可出现不同程度的脊髓强化。MRI 发现脊髓血管畸形敏感性高，但应注意 MRI 检查阴性并不能排除血管畸形诊断，应行脊髓血管造影。

（2）脊髓血管造影　是诊断该病的"金标准"，对于制定治疗计划亦是必需的检查。在动脉造影无异常发现时，应行选择性肾动脉造影；经股静脉插管行奇静脉、半奇静脉、腰静脉造影。

【治疗原则】

脊髓血管畸形情况往往较为复杂，如果有条件应采取脊髓外科与神经介入科 MDT（多学科诊疗）模式制定治疗方案，建议利用复合手术室进行外科治疗。

第六章　功能神经外科疾病

第一节　癫　痫

癫痫包括一组疾病及综合征，系以在病程中反复发作的神经元异常放电所导致的暂时性神经系统功能失常为特征，表现为运动、感觉、意识、行为和自主神经等不同功能障碍，或合并发生。每次或每种发作称为痫性发作，引起临床患者和（或）周围观察者能察觉到的各种神经功能异常表现。

【诊断标准】

1. 临床表现

详细询问病因、病史，儿童应着重了解出生史、发热史、家族史；有无发作先兆及发作诱因，发作前和发作时及发作后表现，发作频率变化，服药情况（何种药物，服药剂量，用药时间，治疗效果）。

按症状可分为部分性与全面性两类。

（1）部分性（局灶性）发作

1）单纯部分性发作（无意识障碍）

①运动性发作　包括局限性运动性发作、旋转性发作、姿势性发作和失语性发作，表现为每次发作中所波及的范围固定在某一范围内，意识清楚。

②感觉性发作　包括体感性、视觉性、听觉性、嗅觉性和眩晕性发作。

③自主神经性发作　表现为腹部不适、面部潮红或苍白、出汗、恶心、呕吐等。

2）复杂部分性发作（有意识障碍；颞叶或精神运动性发作）　单纯部分性发作之后出现意识障碍，或开始即有意识障碍，临床常伴自动症，可有精神症状样发作。

3）部分性发作继发全面性发作（继发出现强直-阵挛、强直或阵挛发作）。

（2）全面性（惊厥性或非惊厥性）发作　①失神发作。②肌阵挛发作。③强直发作。④失张力发作。⑤阵挛发作。⑥强直-阵挛发作。

此外，仍有未分类的癫痫发作。

2. 辅助检查

（1）电生理检查　脑电图检查前可视情况缓慢减停抗癫痫药物，脑电图监测时间较长为好，记录到临床发作更有利于诊断治疗。

①普通脑电图：包括过度换气、闪光刺激、睁闭眼试验等。

②长程（24小时及以上）视频脑电图：除上述试验外，必要时可加用睡眠诱发、睡眠剥夺和药物诱发。

③必要时加做蝶骨电极、咽电极、卵圆孔电极。

④诱发电位检查：如视听及体感诱发电位。

⑤进行手术评估的病例，如果癫痫灶定位困难，或者需要精确定位神经功能区时，

进行必要的颅内皮层电极和深部电极记录（SEEG）。

（2）神经影像学检查

①头部 MRI　可以加做沿颞叶长轴的冠状位扫描、薄层扫描、Flair 序列、3D – T₁高分辨率序列等，必要时进行影像后处理。

②SPECT 或 PET 检查　根据病情需要可做 SPECT 或 PET 检查。

（3）Wada 试验　如果需要确定优势半球，特别是语言、记忆优势半球，术前可以做 Wada［阿米妥（异戊巴比妥）］试验。

（4）神经心理学检查。

（5）脑磁图检查　如果需要定位癫痫灶，有条件者可以进行脑磁图检查。

【治疗原则】

1. 手术治疗适应证

（1）系统服用抗癫痫药物，但为难以控制的药物难治性癫痫。

（2）脑内存在明确的器质性结构性病变，发作难以控制的继发性癫痫。

（3）手术后不致出现严重并发症者。

（4）患者及其家属充分理解手术，且手术愿望强烈。

2. 术前处理

注意长期服用抗癫痫药物对肝肾及凝血功能的影响，做好相应准备。

3. 手术治疗方式

（1）必要时行颅内皮层电极或深部电极监测。

（2）皮质病灶及癫痫灶切除术。

（3）颞叶前部及其他脑叶切除术。

（4）选择性杏仁核 – 海马切除术。

（5）大脑半球切除术。

（6）胼胝体切开术。

（7）立体定向核团损毁术。

（8）软脑膜下横切术。

（9）多脑叶纤维离断术。

（10）迷走神经刺激术、脑深部核团刺激术。

4. 术后处理

术后 1～3 天给予静脉滴注或肌内注射抗癫痫药物，其后改口服抗癫痫药。

5. 疗效评定

（1）满意　术后癫痫发作完全消失或仅偶有发作。

（2）显著改善　术后癫痫发作频率减少 75% 以上。

（3）良好　术后癫痫发作频率减少 50% 以上。

（4）效果差　术后癫痫发作频率减少小于 50%。

（5）无改善　术后癫痫发作无改善或更差。

6. 出院医嘱

（1）休息 3～6 个月，以后酌情参加有规律且无危险性的工作。

（2）定期（半年、1 年、2 年、3 年）复查抗癫痫药物血药浓度、神经心理学检查

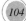

和脑电图。

（3）继续正规服用抗癫痫药物 2~3 年，如无发作，遵医嘱逐渐减量至停药；如再发作，则恢复原药量。

第二节　帕金森病

帕金森病是易发生于中老年的中枢神经系统变性疾病。主要病变在黑质和纹状体，是一种以肌肉震颤、僵直与运动减少为临床特征的疾病。

【诊断标准】

1. 临床表现

（1）病史　多起病缓慢，逐渐加重。

（2）震颤　是因肢体的促动肌与拮抗肌连续发生节律性（每秒 4~6 次）收缩与松弛而引起。震颤最先出现于一个肢体远端，多由一侧上肢的远端（手指）开始，然后范围逐渐扩展至同侧的上、下肢。手指的节律性震颤形成所谓的"搓丸样动作"。症状在睡眠时消失。

（3）僵直　系锥体外系性肌张力增高，伸肌与屈肌的肌张力均增高。在关节做被动运动时，增高的肌张力始终保持一致，使检查者感到有均匀的阻力，临床上称之为"铅管样强直"；在合并有震颤的情况下则在伸屈肢体时感到在均匀的阻力上出现断续的停顿，称之为"齿轮样肌张力增高"。

（4）运动障碍　肌僵直以及姿势、平衡及翻正反射等的障碍，从而引起一系列运动障碍。患者不能进行精细动作，表现为书写困难（越写越小），面肌运动减少而形成"面具脸"。

2. 神经影像学检查

头部 CT 和 MRI 可见到脑萎缩等非特异性改变。

3. 实验室检查

（1）脑脊液检查　常规指标正常，仅多巴胺的代谢产物高香草醛酸和 5-羟色胺的代谢产物 5-羟吲哚醋酸含量降低。

（2）尿常规检查　尿中多巴胺及其代谢产物高香草醛酸含量亦降低。

【治疗原则】

对药物疗效减退、出现不良反应或不能耐受药物治疗、年龄小于 75 岁、无重要器官功能障碍，可行脑立体定向手术。

1. 术前处理

（1）常规术前检查和准备，特别注意合并其他老年性疾病的治疗。

（2）术前根据情况，酌情停用治疗帕金森病的药物。

2. 手术治疗

（1）神经核团射频损毁术。

（2）脑深部电刺激术。

3. 术后处理

调节电刺激参数，调整帕金森病治疗用药。

第三节　扭转痉挛

临床上表现为肌张力障碍和骨骼肌、躯干肌呈缓慢而剧烈的不随意扭转运动。肌张力在肢体扭转时增高，扭转停止时则正常。目前病因不明，少数病例有家族史，常见于儿童或少年。

【诊断标准】

1. 临床表现

（1）病史　多见于7～15岁，40岁以上发病者罕见。先出现于一侧肢体远端，运动或精神紧张时加重，安静或睡眠中扭转动作消失。

（2）体征　以躯干肌、肩带肌、骨盆带肌为主的肌痉挛，近端重于远端。颈肌受侵表现为痉挛性斜颈；躯干肌受累则呈全身性痉挛或螺旋形运动。口齿不清，吞咽受限；智能减退。无肌萎缩，反射及感觉正常。

2. 辅助检查

头部CT和MRI，除外颅内器质性病变。

3. 鉴别诊断

（1）小舞蹈病　舞蹈样不自主运动，但肌张力普遍降低。

（2）肝豆状核变性　家族性，以手足徐动、舞蹈样运动为主。

【治疗原则】

1. 术前处理

开颅手术前常规检查和准备。

2. 外科手术治疗

（1）立体定向核团损毁术。

（2）脑深部电刺激术。

（3）术后处理同一般开颅手术。

第四节　面肌痉挛

面肌痉挛是面神经支配的一侧面部肌肉发作性不自主反复抽动，无法自控，发作时颜面随意运动受限，常因精神紧张及劳累时加重，入睡时消失，多见于中年女性。

【诊断标准】

1. 临床表现

（1）病史　一侧面部肌肉快速频繁地抽动，发作数秒或数分钟，间歇期一切如常。发作严重者可终日不停。

（2）体征　发作时可见面部肌肉抽动；间歇期正常，部分病人可伴有轻度面瘫。

2. 辅助检查

（1）神经影像学检查　头部CT和MRI，除外颅内器质性病变。

（2）肌电图检查。

3. 鉴别诊断

（1）局限性癫痫　抽动幅度较大；抽动范围较广，如累及颈部、上肢等。脑电图可见棘波。

（2）面神经炎　伴同侧面肌不同程度瘫痪；观察数月可恢复。

（3）肿瘤　伴有其他脑神经损害症状；头部 MRI 可显示肿瘤。

【治疗原则】

1. 术前处理同开颅术前常规检查和准备。

2. 手术治疗：桥脑小脑角开颅探查，行显微血管减压术。

3. 术后处理同一般开颅术，通常不用脱水药。

第五节　三叉神经痛

三叉神经痛多见于中老年，是颜面部的反复发作性疼痛。病因明确者（如该神经根近脑干段受异常血管或肿瘤压迫、多发性硬化、蛛网膜粘连、带状疱疹后）称继发性三叉神经痛，原因不明者则称原发性三叉神经痛。以血管压迫为常见病因。

【诊断标准】

1. 临床表现

（1）疼痛局限于感觉根分布区，多以单侧牙痛或颜面部、下颌鼻旁疼痛起病。

（2）在三叉神经一支或多支的分布区呈刀割样、电击样或烧灼样剧烈疼痛。突发而持续数秒或数分钟后骤停，或伴发同侧流涎、流泪，面肌反射性痉挛。

（3）疼痛区常有扳机点，因洗脸、刷牙、进餐、说话等机械性因素而诱发疼痛发作。

2. 辅助检查

头部 CT 和 MRI 检查可明确病因。

【治疗原则】

1. 非手术治疗

（1）药物治疗

①卡马西平 0.1～0.2g，每日 2～3 次，口服。

②苯妥英钠 0.1g，每日 3 次，口服。

③野木瓜片 3～4 片，每日 3 次，口服。

（2）经皮穿刺三叉神经周围支封闭术　使用无水乙醇、甘油或苯酚阻滞。

（3）经皮穿刺三叉神经根射频损毁术　三叉神经半月节热疗（60℃～80℃，30～60 秒）。

（4）球囊压迫术。

2. 手术治疗

（1）经耳后枕下入路：探查三叉神经根近脑干段。如有血管压迫，则行微血管减压术；如无血管压迫，则行感觉根切断术。

（2）经颞下三叉神经感觉根切断术。

（3）三叉神经脊髓束切断术。

（4）三叉神经根岩骨段伽玛刀治疗。

（5）对继发三叉神经痛应采取病因治疗。

第六节　舌咽神经痛

舌咽神经痛是指舌咽神经分布区的阵发性剧痛，病因常为舌咽神经根近脑干段受血管刺激、肿瘤压迫或不明原因所导致。

【诊断标准】

1. 临床表现

（1）疼痛发作突然，起于一侧舌根部、扁桃体区、咽后壁，呈刀割样、烧灼样剧痛，尚可向外耳道深部、耳后区或颈部放射。持续数秒钟，呈间歇性发作。

（2）舌根部、扁桃体区、咽喉部可有疼痛扳机点，常因进食、吞咽、说话等机械性动作而诱发。

（3）偶见疼痛发作时伴晕厥、抽搐及心脏停搏。

（4）用4%丁卡因喷射咽后壁或扁桃体区，如疼痛减轻可与三叉神经痛的下颌痛鉴别。

2. 辅助检查

头部 CT 和 MRI 检查可明确病因。

【治疗原则】

1. 药物治疗

（1）卡马西平0.1~0.2g，每日2~3次，口服。

（2）苯妥英钠0.1g，每日3次，口服。

2. 手术治疗

药物治疗无效者或愿意首选手术者，可考虑如下手术。

①经颅后窝探查　如发现有血管压迫，可行微血管减压术。

②经枕下入路　舌咽神经根切断术。

3. 病因治疗

查明肿瘤者行肿瘤切除，必要时行舌咽神经根切断术。

第七节　脑性瘫痪

脑性瘫痪是指包括多种大脑病变所导致的自出生起即已存在的肢体肌张力异常和运动障碍。

【诊断标准】

1. 临床表现

（1）病史　出生前产妇曾有过如一氧化碳中毒、围生期病毒感染及难产史。

（2）体征　常表现为四肢肌张力增高、腱反射亢进，以双下肢为著，伴有双侧病理征阳性（Babinski 征阳性）。上肢肘部内收，下肢股部内收，步行时呈剪刀样或交叉步态，往往有马蹄内翻足存在。

（3）肌张力的测定（改良的 Ashworth 5 级法）

①Ⅰ级　正常肌张力。

②Ⅱ级　肌张力轻度增高，腱反射亢进。

③Ⅲ级　肌张力中度增高，踝阵挛（＋），关节活动"折刀感"。

④Ⅳ级　肌张力明显增高，关节屈伸受限。

⑤Ⅴ级　完全僵直，关节活动能力丧失。

Ⅲ级以上者，有手术指征。

2. 辅助检查

头部 CT、MRI 检查除外颅内器质性病变。

【治疗原则】

1. 术前检查

（1）头部 CT、MRI。

（2）脑电图。

（3）神经心理学检查（IQ 值低于 50 为手术禁忌）。

2. 术前准备

同颅脑或脊髓手术。

3. 手术治疗

（1）立体定向脑内核团损毁术或电刺激术。

（2）选择性脊神经后根切断术（SPR）。

（3）脊髓电极刺激术。

第八节　精神外科

利用外科学的方法治疗精神疾病已历经一个世纪。除神经外科的基础与临床外，尚涉及到精神科学、神经病学和社会心理学等诸多领域，运用起来应极为慎重。目前主要用以治疗心理干预、药物、电休克及胰岛素休克等未能奏效的慢性精神病患者。

【治疗原则】

1. 手术指征

（1）难治性慢性精神分裂症

①应符合 DSM－ⅢR，病史在 4 年以上。

②抗精神病药物至少应用 3 种以上（其中必须包括氯氮平），每种药物必须足量并连续应用 2 个月以上无效者。

（2）难治性情感性精神病

①病史在 3 年以上的慢性抑郁症和反复发作的快速循环型躁郁症。

②抗抑郁药至少轮流应用阿米替林及丙米嗪。

③抗躁狂药至少交替应用锂盐及卡马西平。

④三环类抗抑郁药足量并连续应用 2 个月以上无效者。

（3）神经症

①症状持续 3 年以上的强迫症。

②严重的焦虑症、恐怖症等。

【治疗原则】

1. 术前检查

（1）头颅 CT、MRI 检查　除外颅内器质性病变。

（2）脑电图。

（3）神经心理学检查。

2. 术前处理

同开颅手术前常规检查和准备。

3. 立体定向术

损毁脑内靶点是目前精神外科干预的主要手段。

4. 手术疗效评价标准

（1）Ⅰ级　无任何症状，无需辅助治疗。

（2）Ⅱ级　轻症状，不影响日常生活。

（3）Ⅲ级　症状减轻；但副作用明显，已影响日常生活。

（4）Ⅳ级　症状无改变。

（5）Ⅴ级　症状加重。

第七章　颅内感染

颅内感染是指致病微生物侵入颅脑内结构，并在颅内生长繁殖引起的病理反应，以及给中枢神经系统造成的损伤。引起脑部炎症性疾病的病原菌种类极多，包括所有能致病的细菌、多数的病毒、螺旋体、真菌和一些寄生虫。在这类疾病中，临床上最常见的为脑脓肿和脑囊虫病。

第一节　脑脓肿

化脓性细菌侵入颅内，引起局限性化脓性炎症，继而形成脓腔者称为颅内脓肿。脓肿位于脑组织内者，即为脑脓肿；位于硬脑膜外者，为硬脑膜外脓肿；位于硬脑膜下者，为硬脑膜下脓肿。如同时存在两种以上的脓肿，则称多发脓肿。导致颅内脓肿的细菌来源可来自邻近结构的感染灶、远隔部位的感染灶或通过开放性脑损伤直接进入颅内。脑脓肿形成的病理生理学机制分为几个阶段，但在临床上各阶段相互衔接，难以明确划分。一般来说，患者具有三类症状，即急性感染性症状、颅内压增高症状和局灶性脑功能受损症状。

【诊断标准】

1. 临床表现

（1）全身感染期　为起病的初期，患者有发热、头痛、全身乏力、肌肉酸痛、脉搏增快、食欲不振、嗜睡、倦怠等表现。这些症状并非脑脓肿所特有，且常和原发病灶的症状混杂在一起，难以据此作出诊断。

（2）潜伏期　脑脓肿趋向局限化时即进入潜伏期，这时上述症状减退。

（3）颅压高期　脑脓肿形成后，患者多有颅内压增高的症状出现。有程度不同的头痛，呈持续性阵发加剧。头痛部位一般与脓肿部位有一定关系，因此病变局部颅骨有叩痛。头痛常伴有呕吐。约有半数患者出现视神经乳头水肿。

（4）脑局灶症状

①癫痫　位于大脑半球的脓肿可引起癫痫。

②脑膜刺激征　部分小脑脓肿的患者可有脑膜刺激征。脑脊液呈化脓性改变。

③中枢性面瘫、对侧肢体瘫痪或锥体束征阳性　多见于耳源性脑脓肿。

2. 实验室检查

（1）血常规检查　急性期血常规均有白细胞增多，中性粒细胞百分比显著增高。

（2）脑脊液检查　脑脊液压力增高；白细胞轻度至中度增多，经抗生素治疗后症状与体征消失，脑脊液恢复正常；脑脊液中抗特异性病原体的 IgM 达诊断标准，或 IgG 呈 4 倍升高；脑脊液涂片找到细菌或真菌。

3. 电生理与神经影像学检查

（1）脑电图　一般在患侧大脑半球出现局限性慢波。有癫痫者可有棘波或快波。

（2）神经影像学检查 头部 CT 为大片低密度灶，增强后可见明显的增强灶（急性期可呈片状，脓肿形成后可见环状增强）伴有周边大片水肿；MRI 的特征性改变为环状增强的病变，增强往往比较均匀，中心坏死明显，周围大片水肿带（T_1 低信号，T_2 高信号）。

【治疗原则】

1. 非手术治疗

（1）急性期采用敏感抗生素或经验性抗感染治疗。

（2）全身系统性辅助治疗。

2. 手术治疗

（1）脓腔穿刺术 脓肿形成期除上述治疗外，在脓肿明确部位选择最接近脓肿中心和避开脑重要功能区的位置，进行立体定向或导航下钻孔行脓肿穿刺、抽吸和冲洗、引流。手术适应证如下。

①任何种类的脑脓肿，病情较为稳定者。

②先天性心脏病引起的脑脓肿。

③位于中央区或深部的脑脓肿。

④婴幼儿、老年人或体质衰弱，难以耐受较大手术者。

⑤危重脑疝或行将脑疝的病人，急诊穿刺抽脓加去骨瓣减压。

（2）脓肿切除术 是最有效的手术方法，手术适应证如下。

①脓肿包膜形成好，位置不深，且在非功能区者。

②反复穿刺抽脓未能好转或治愈的脑脓肿。

③多房性或多发性脑脓肿。

④外伤性脑脓肿含有异物或碎骨片者。

⑤脑脓肿破入脑室或蛛网膜下腔，应急诊手术。

⑥脑疝患者急诊钻颅抽脓不多，应切除脓肿并去骨瓣减压。

⑦开颅探查时发现为脑脓肿者。

⑧脑脓肿切除后脓肿复发者。

3. 术后处理

（1）无菌性常规神经外科手术后前 3 天一般不做腰椎穿刺，如发热超过 38℃，血白细胞增多，疑有感染时，可行腰椎穿刺。检查脑脊液常规、生化，细菌涂片、细菌培养，药敏试验。

（2）为除外无菌性脑膜炎，在手术 4 天以后检测血和脑脊液中的 C－反应蛋白。手术 4 天以后脑脊液中 C－反应蛋白浓度仍较高时，可能为细菌性脑膜炎。

（3）术后应依据致病菌敏感程度使用抗生素。细菌培养阴性者，由一线可透过血－脑屏障的抗生素用起。

第二节 脑囊虫病

脑囊尾蚴病原称脑囊虫病，是猪绦虫的幼虫（囊尾蚴）寄生于脑内所致的最常见脑寄生虫病，在中枢神经系统内可寄生于脑皮质、脑膜、脑白质、脑室，并偶见于椎管内。多发于青壮年。猪绦虫的虫卵可来自寄生于患者自身的虫体，由于呕吐或胃肠逆蠕动，使绦虫妊娠节片回流至胃内；或食入附有虫卵的食物，虫卵在十二指肠内孵化出六钩蚴，钻入肠壁并进入血液循环，播散到脑，发育成囊尾蚴。

【诊断标准】

1. 临床表现

（1）癫痫型　反复发作的各种类型癫痫，发作形式多样性及易转换性为其特征。

（2）颅内压增高型　临床上又称脑瘤型，以急性起病或进行性加重的颅内压增高为特征。头痛多为突发，常伴呕吐、复视、视神经乳头水肿、瘫痪、视力与听力减退及癫痫发作等。由于囊尾蚴多寄生于脑室壁上或浮游于脑脊液内，致使脑脊液循环受阻，同时由于脉络丛受到囊虫毒素刺激而分泌增加，故产生重度颅内压增高，造成脑积水。

（3）脑膜炎型　以急性或亚急性脑膜刺激征为特点。体温高，同时出现精神失常、偏瘫、失语和感觉障碍。

（4）脊髓型　出现脊髓压迫症状和体征。表现为截瘫、感觉障碍和大小便潴留等。

2. 实验室检查

（1）血常规检查　嗜酸性粒细胞百分比可高达30%。

（2）粪常规检查　大便中可发现虫卵。

（3）脑脊液检查　白细胞总数通常在 100×10^6/L 以内；蛋白质中度增高，葡萄糖中度减少。脑脊液沉淀可查出嗜酸性粒细胞。

（4）免疫学检查　血清及脑脊液囊虫补体结合试验阳性。

3. 神经影像学检查

（1）头部 X 线　可见有 1~2mm 大小不等的散在小钙化点。

（2）头部 CT 和 MRI　可见多发性小圆形低密度区或高密度区。

【治疗原则】

1. 非手术治疗

（1）病因治疗　吡喹酮对各种类型囊尾蚴均有效。

（2）对症治疗　如抗癫痫、脱水治疗；脑膜炎型可考虑应用激素治疗。

2. 手术治疗

（1）病灶切除术　适应证如下。

①单个、有局限性体征伴有颅内压增高者。

②病变位于第四脑室或椎管内者。

（2）侧脑室 - 腹腔分流术　适用于梗阻性脑积水伴颅内压增高者。

（3）术后处理　抗囊尾蚴药物治疗。

第三节　颅骨骨髓炎

【诊断标准】

颅骨对炎症的抵抗力很强，血源性感染很少见。大多数感染由邻近病灶扩散而来（如来自感染的气窦、头皮脓肿）或由穿通伤（包括手术）侵入。如果感染迁延，可致局部肿胀、水肿。

【治疗原则】

1. 单用抗生素很少能治愈，常需外科切除感染的颅骨，用咬骨钳彻底咬除感染的颅骨，直到正常颅骨的边缘。

2. 对开颅手术后发生骨瓣感染的病例，骨瓣必须取下。咬除骨窗边缘直到正常颅骨。

3. 清除感染颅骨的手术同时不做颅骨成型。

4. 术后需用较长时间的抗生素。开始1~2周静脉给药，然后口服给药。一旦耐甲氧西林金黄色葡萄球菌感染被排除，可用万古霉素加一种第三代头孢菌素。大多数治疗失败的病例是由于外科处理后应用抗生素少于4周所致。

5. 如无感染征象，可在术后6个月后再做颅骨成型。

第四节　神经外科术后感染

神经外科手术及各种操作易引起医院获得性的中枢神经系统感染，一旦发生，会进一步加重神经外科重症患者的病情，中枢神经系统感染的归因病死率可高达15%~30%。中枢神经系统感染中凝固酶阴性葡萄球菌、金黄色葡萄球菌及肠球菌等革兰染色阳性细菌为常见病原菌，比例在60%左右；其中耐甲氧西林金黄色葡萄球菌（MRSA）多见。但近年来，革兰染色阴性细菌（尤其是鲍曼不动杆菌）感染有增多趋势。

【诊断标准】

1. 危险因素

（1）手术时间 >4h。

（2）脑脊液漏。

（3）高龄。

（4）开放性伤口。

（5）近期接受化疗以及免疫抑制剂治疗。

（6）大剂量糖皮质激素应用。

（7）颅内引流管或腰池引流管放置 >72 小时。

（8）糖尿病或血糖控制不良。

（9）术中大量失血。

2. 临床表现

（1）意识及精神状态改变　患者新发的谵妄、烦躁、嗜睡、昏睡甚至昏迷等进行性意识状态下降。

（2）颅内压增高症状　头痛、呕吐、视神经乳头水肿，典型的颅内压增高三联征。

（3）脑膜刺激征　多数患者会出现颈抵抗、克氏征（＋）以及布氏征（＋）。

（4）伴发症状　因颅内炎症反应所致的局灶性症状，以及癫痫、低钠血症与下丘脑-垂体功能降低等症状。脑室-腹腔分流术后患者可有腹部的压痛、反跳痛等急性腹膜炎症状。

（5）全身感染症状　患者表现为体温异常（体温超过38℃或低于36℃）、白细胞增多、心率与呼吸加快等全身炎症反应的症状和体征。

3. 神经影像学检查

CT或MRI可有脑内弥漫性水肿、硬脑膜增厚强化或脑室系统扩张，病史较长者的增强影像学检查可出现典型环形强化占位性病变。MRI弥散加权成像也有助于脑脓肿的鉴别诊断。

4. 实验室检查

（1）血液检查　血常规白细胞计数高于$10 \times 10^9/L$，或中性粒细胞比例超过80%。

（2）腰椎穿刺及脑脊液一般性状检验

①腰椎穿刺测压　大部分颅内感染患者压力>200mmH$_2$O（1mmH$_2$O = 0.0098kPa）。

②脑脊液性状　炎症急性期脑脊液多为浑浊、黄色或呈典型的脓性。炎症慢性期在炎症病灶局限包裹的情况下，脑脊液可以表现为正常的清亮透明性状。

③脑脊液白细胞总数升高　>（100～1000）×$10^6/L$，多核白细胞比例>70%。当脑脊液混有血液时，可按下列公式校正计算：

$$白细胞（脑脊液）校正数 = 白细胞（脑脊液）测量值 - [白细胞（血液）\times$$
$$红细胞（脑脊液）/红细胞（血液）\times 10^6]$$

④脑脊液葡萄糖含量降低　<2.6mmol/L；脑脊液葡萄糖/血清葡萄糖比值<0.66，甚至更低。

⑤脑脊液乳酸升高　对诊断颅内感染有一定参考价值。

⑥脑脊液蛋白含量升高　>0.45g/L。

⑦脑脊液的分子生物学技术　脑脊液涂片及培养阴性，诊断有困难的患者，可采取PCR等分子生物学技术帮助进行病原学的鉴定。

（3）病原学检查　脑脊液、手术切口分泌物、手术标本细菌学检查阳性。但脑脊液的细菌检查阳性率不高，尤其是应用抗菌药物后获取的标本。培养阳性是诊断的金标准，但需要除外标本污染。

【治疗原则】

1. 抗菌药物治疗

（1）治疗原则

①在怀疑中枢神经系统感染时，应留取相关标本进行细菌涂片或培养后，及时开始经验性抗菌药物治疗。研究表明，早期的抗菌药物治疗与患者的良好预后呈显著的正相关性。后期根据病原学结果与药敏结果及时调整治疗方案。

②选择易透过血-脑屏障的抗菌药物，推荐首选杀菌剂，如磺胺类、青霉素类与头孢菌素类（可联合β-内酰胺酶抑制剂）、碳青霉烯类、糖肽类、氯霉素及甲硝唑等，治疗途径推荐采用静脉途径。

③中枢神经系统感染建议使用药物说明书允许的最大药物剂量以及可能的长疗程治疗。

④经验性抗菌药物治疗>72小时无疗效或疗效不佳者，考虑调整治疗方案。

（2）经验性抗菌药物治疗　见表7-1（引用自《中国神经外科重症患者感染诊治专家共识》）。

（3）目标性抗菌药物治疗　见表7-2（引用自《中国神经外科重症患者感染诊治专家共识》）。病原学诊断明确的患者，可以根据相关的细菌类型以及药物敏感试验进行抗菌药物选择。

（4）脑室内或鞘内抗菌药物应用　由于抗菌药物导致的神经毒性，故一般不推荐脑室内或鞘内应用抗菌药物。但当静脉用药48～72小时后效果不明显、病情重时可以考虑脑室内注射或腰穿鞘内注射不含防腐剂成分的抗菌药物，在用药前需要详细了解此种抗生素的用药说明。注射药物后应夹闭引流管1小时左右，需要根据病情考虑使用次数和每次用药量。脑室内或者鞘内注射抗菌药物的成人推荐每日剂量：阿米卡星10～30mg；庆大霉素4～8mg；多黏菌素E 10mg；万古霉素5～20mg。必须严密观察病情。

表7-1　中枢神经系统感染经验性抗菌药物治疗方案

细菌耐药低风险治疗方案	细菌耐药高风险	
	治疗方案	可选方案
奈夫西林或者苯唑西林，2g，静脉滴注，6次/日+第三代或第四代头孢菌素	①糖肽类药物万古霉素，15～20mg/kg，静脉滴注，2～3次/日+第三代或第四代头孢菌素；②糖肽类药物万古霉素，15～20mg/kg，静脉滴注，2～3次/日+美罗培南，2g，静脉滴注，3次/日	①糖肽类药物可选用去甲万古霉素，推荐用法：0.8g，静脉滴注，2次/日。②对万古霉素耐药、不敏感、过敏或者不耐受情况下使用利奈唑胺替代，推荐用法：600mg，静脉滴注，2次/日。③头孢菌素类过敏或者美罗培南有禁忌者使用氨曲南或者环丙沙星替代，推荐用法：氨曲南，2g，静脉滴注，3～4次/日；环丙沙星，0.4g，静脉滴注，2～3次/日

注：高度怀疑耐药菌株时可选择头孢菌素类加β-内酰胺酶抑制剂；表中药物剂量针对标准体重、肾功能正常的患者，肾功能异常者根据患者具体病情及药物相关说明进行个体化治疗。

表7-2　中枢神经系统感染目标性抗菌药物治疗方案

目标病原菌	治疗方案	可选方案
MRSA以及MRS Con	糖肽类药物万古霉素，15～20mg/kg，静脉滴注，2～3次/日（具体方案根据体外药敏试验）	①糖肽类药物可选用去甲万古霉素，推荐用法：0.8g，静脉滴注，2次/日；②对万古霉素耐药、不敏感、过敏或者疗效差情况下使用利奈唑胺替代，推荐用法：600mg，静脉滴注，2次/日；③如果分离菌株对利福平敏感，可联合用药，推荐用法：600mg，口服，1次/日
鲍曼不动杆菌	美罗培南，2g，静脉滴注，3次/日（美罗培南3~4h的静脉持续泵入，可能会提高药物治疗的有效性）	①碳青霉烯类耐药菌株可以考虑使用头孢哌酮-舒巴坦钠，3g，静脉滴注，3～4次/日；②舒巴坦钠，1～2g，静脉滴注，4次/日+米诺环素，100mg，口服，2次/日；③对泛耐药或者全耐药菌株，必要时可以联合用药，或多黏菌素E鞘内用药
铜绿假单胞菌	头孢他啶或者头孢吡肟，2g，静脉滴注，3次/日	①环丙沙星，0.4g，静脉滴注，2～3次/日；②美罗培南，2g，静脉滴注，3次/日
大肠埃希菌	头孢他啶或者头孢吡肟，2g，静脉滴注，3次/日	①环丙沙星，0.4g，静脉滴注，2～3次/日；②美罗培南，2g，静脉滴注，3次/日
肺炎克雷伯菌	美罗培南，2g，静脉滴注，3次/日	头孢吡肟，2g，静脉滴注，3次/日

目标病原菌	治疗方案	可选方案
肠球菌属	①耐药低风险的肠球菌首选氨苄西林，2g，静脉滴注，6次/日；②耐药肠球菌首选糖肽类药物万古霉素，15～20mg/kg，静脉滴注，2～3次/日（具体方案根据体外药敏试验）	①糖肽类药物可选用去甲万古霉素，推荐用法：0.8g，静脉滴注，2次/日；②对万古霉素耐药、不敏感、过敏或者疗效差情况下使用利奈唑胺替代，推荐用法：600mg，静脉滴注，2次/日；③如果分离菌株对利福平敏感，可联合用药，推荐用法：600mg，口服，1次/日

注：表中药物剂量针对标准体重、肾功能正常的患者，肾功能异常者根据患者具体病情及药物相关说明进行个体化治疗。

2. 外科干预治疗

明确感染后需要进行必要的病灶控制，如脑室外引流、彻底的外科清创、人工植入物取出等。导致感染的脑室外引流、分流装置及 Ommaya 囊均需要撤除；如感染涉及骨瓣或为颅骨骨髓炎和颅骨成型后的感染，原则上需要去除骨瓣及人工植入物。因感染导致的脑积水或者顽固性颅内压增高，需要进行脑室外引流。

3. 控制颅内压治疗

主要以引流及渗透性脱水降颅压为主要方法，可参考"颅内压增高控制"的相关诊疗指南或者专家共识。

4. 预防癫痫治疗

中枢神经系统感染极易引起癫痫发作，相关药物使用细则参考"癫痫控制"的相关诊疗指南或者专家共识。

5. 疗效评判标准及治疗时程

（1）疗效评判标准　1～2周内连续3次如下指标正常，可判定为临床治愈。

①脑脊液细菌培养阴性。

②脑脊液常规白细胞数量符合正常标准。

③脑脊液生化糖含量正常。

④临床体征消失。

⑤体温正常。

⑥血液白细胞及中性粒细胞正常（除外其他部位感染所致细胞数异常）。

（2）治疗时程　中枢神经系统感染推荐长程治疗，典型感染的治疗时程为4～8周。符合临床治愈标准后继续应用抗菌药物治疗1～2周。

6. 中枢神经系统感染的预防措施

（1）开颅术前1日充分清洗头部。术前2小时内备皮，不使用刮刀，建议使用电动备皮器或化学脱毛剂。经鼻腔及经口腔手术术前应充分进行清洁准备。

（2）根据手术类型可适当预防性使用抗菌药物。

①可选择安全性高、价格低廉且广谱的抗菌药物。清洁手术：以第一代或第二代头孢菌素为首选；头孢菌素类过敏者，可选用克林霉素；其他类型手术，宜根据相应危险因素和常见致病菌特点选择用药。当病区内发生 MRS 菌感染流行时（如病区 MRS 菌株分离率超过20%时），应选择万古霉素作为预防用药。如选择万古霉素，则应在术前2小时进行输注。经口咽部或者鼻腔的手术可加用针对厌氧菌的甲硝唑。

②给药时机在手术切开皮肤（黏膜）前 30 分钟（麻醉诱导期）静脉给药，30 分钟左右输完；如手术延长到 3 小时以上或失血量超过 1500ml，可术中补充 1 次剂量。

（3）严格遵守"外科手消毒技术规范"的要求，严格刷手，严格消毒，严格遵守手术中的无菌原则，细致操作，爱护组织，彻底止血。

（4）除非必需，尽量不放置引流物；尽量采用密闭式引流袋或者负压吸引装置，减少引流皮片的使用；各类引流管均须经过皮下潜行引出后固定；一般脑内、硬膜下或者硬膜外引流物应在 48 小时内尽早拔除；腰大池引流以及脑室外引流要注意无菌维护，防止可能的医源性污染，病情允许时尽早拔除，留置时间不宜超过 2~3 周，必要时更换新管。

（5）手术操作中如放置有创颅内压监测、脑微透析探头以及脑氧与脑温监测探头等设备时应严格无菌操作，皮下潜行引出、固定并封闭出口（避免脑脊液漏）。

（6）术后严格按照无菌原则定期换药。

第八章　常见先天性疾病

先天性疾病是指在出生之前即已存在的疾病，其原因分为两大类：发育缺陷和胎儿发育障碍。神经系统先天性疾病又分为颅骨和脊柱畸形、神经组织发育缺陷、神经外胚层发育不全等。

第一节　先天性脑积水

先天性脑积水又称婴儿脑积水，系指婴幼儿时期由于脑脊液循环受阻、吸收障碍或分泌过多使脑脊液大量积聚于脑室系统或蛛网膜下腔，导致脑室或蛛网膜下腔扩大，形成头部扩大、颅内压力过高和脑功能障碍。先天性脑积水主要由畸形引起，较大儿童和成人的脑积水无头部扩大表现。

【诊断标准】

1. 临床表现

（1）头部扩大。出生后数周到 12 个月的脑积水患儿表现为前囟大、颅缝增宽、头围增大，先天性脑积水的患儿头围可为正常的 2～3 倍。

（2）头发稀少，额颞部头皮静脉怒张。晚期出现眶顶受压变薄和下移，使眼球受压下旋以致上半部巩膜外翻，呈"落日征"。

（3）可出现反复呕吐、视力障碍及眼内斜，进食困难；终致头下垂、四肢无力或痉挛性瘫痪、智力发育障碍，甚至出现惊厥与嗜睡。较大儿童表现为颅内压增高，常有视神经乳头水肿。

2. 辅助检查

（1）头部 X 线　可见颅腔扩大、颅面比例失调、颅骨变薄、颅缝分离、前后囟扩大或延迟闭合，尚可见蝶鞍扩大、后床突吸收等颅高压征。

（2）头部 CT　可直接显示各脑室扩大程度和皮质厚度，判断梗阻部位；若为中脑导水管狭窄引起者，仅有侧脑室和第三脑室扩大，而第四脑室正常。

（3）头部 MRI　除能显示脑积水外，尚可准确显示各脑室和蛛网膜下腔各部位的形态、大小和存在的狭窄，显示有无先天畸形或肿瘤存在。

（4）放射性核素显像　脑池造影显示放射性显像剂清除缓慢，并可见其反流到扩大的脑室。

【治疗原则】

1. 手术治疗

（1）手术方法及手术种类较多，目前有脑室系统梗阻远、近端的旁路手术和解除梗阻病因的手术。对于病因不明的病例，目前以侧脑室–腹腔分流术为宜。

（2）分流术禁忌证

①脑脊液检查提示颅内感染者。

②近期内曾做过开颅手术或引流术，颅内有积气或血性脑脊液者。

（3）分流术并发症与处理

①颅内感染明确时，需要取出分流装置，并选用合适的抗生素。

②分流装置功能障碍时，应判断梗阻的具体部位，再酌情做分流管调整术或更换分流管。

③颅内血肿多继发于颅内压过低，因此在术中释放脑脊液不宜过多或选用高压泵型分流管。

2. 非手术治疗

目的在于暂时减少脑脊液的分泌或增加机体的水分排出。一般常用的利尿药物如氢氯噻嗪、醋氮酰胺和氨苯蝶啶等。

第二节 颅 裂

颅裂和脊柱裂为胚胎期神经管及其周围的中胚层组织闭合不全所引起。颅裂可分为隐性及显性两类，前者只有颅骨缺损而无颅腔内容物的膨出；后者有颅腔内容物自颅骨缺损处呈囊样膨出，又称囊性颅裂。

【诊断标准】

1. 临床表现

（1）临床分型　根据膨出内容物不同分为如下几种。

①脑膜膨出　内容物为脑膜和脑脊液。

②脑膨出　内容物为脑膜和脑实质，不含脑脊液。

③脑膜脑囊状膨出　内容物为脑膜、脑实质和部分脑室，脑实质与脑膜之间有脑脊液。

④脑囊状膨出　内容物为脑膜、脑实质和部分脑室，脑实质与脑膜之间无脑脊液存在。

（2）病史　患儿母亲常有孕期感染、外伤或服用药物史。

（3）症状与体征

①可合并有其他先天性畸形，如脑积水、四叠体缺如和多指。

②枕部中线或鼻根部囊性肿块，有搏动感，有时可被压缩，压迫时前囟可有波动；颅骨缺损有时合并皮肤缺如，脑组织外露。

③一般无神经系统症状，有时可出现程度不等的神经系统损伤症状，如智能低下、抽搐、腱反射亢进、病理反射阳性和不同程度的瘫痪。

④如有上述表现，X线摄片显示有颅骨缺损，即可诊断为颅裂。CT能清晰显示出颅裂的部位、大小、膨出的内容物及合并症；MRI更能清晰显示出脑室畸形和膨出物的各种内容成分。

2. 辅助检查

（1）神经心理学检查。

（2）神经影像学检查

①头部X线　可了解颅骨缺损情况。

②头部 CT 和 MRI　明确颅骨缺损部位，了解合并脑积水情况、膨出物性质和程度等。

【治疗原则】

手术切除膨出囊，保护神经功能。一般以出生后 0.5 ~ 1 年手术较为安全。如出现头皮破溃、鼻腔或者鼻咽腔堵塞严重的患儿，则应该提前手术。手术目的是封闭颅裂，切除膨出囊及其内容物。

第三节　脊柱裂

脊柱裂可以是广泛的、完全的神经管融合不全，称之为完全性脊柱裂或脊柱全裂；也可以是部分性脊柱裂。完全性脊柱裂常伴有严重的先天性颅裂，多为死胎，临床意义不大。部分性脊柱裂可发生在脊柱轴线上的任何部位，但在骶尾部较多，颈部次之，其他部位较少。在部分性脊柱裂中只有椎管的骨性缺损而无椎管内容物的膨出者称隐性脊柱裂，一般无需特殊治疗；而棘突与椎板缺如，椎管向背侧开放者称显性脊柱裂。

【诊断标准】

1. 临床表现

（1）临床分型

①脊膜膨出　脊膜囊样膨出，含有脑脊液，不含脊髓神经组织。

②脊髓脊膜膨出　膨出物含有脊膜和脊髓神经组织。

③脊髓膨出　一段脊髓开放性暴露于外界。

（2）病史　患儿母亲常有孕期感染、外伤或服用药物史。

（3）局部表现　出生后在背部中线可见有皮肤缺损或囊状肿物，有搏动感，有时可被压缩，根部可触及脊椎的缺损。囊底周围常有血管瘤样皮肤和毛发，囊肿随年龄增长而增大。囊腔较大时，透光试验阳性。可合并有小脑扁桃体下疝（Arnold – Chiari）畸形。

（4）神经系统症状　下肢感觉、运动障碍和自主神经功能障碍，如膀胱、肛门括约肌功能障碍。

2. 辅助检查

（1）脊柱 X 线　可显示出脊柱裂，中线骨性结构、半侧椎体和椎间盘异常。

（2）头部 CT　能清晰显示出脊柱与脊髓的畸形改变。

（3）头部 MRI　可见脊髓圆锥下移，终丝变粗。

（4）其他检查　注意行心脏检查及遗传咨询，排除有无合并其他畸形。

【治疗原则】

1. 手术目的

松解脊髓和神经根的粘连，防止神经组织受牵拉，避免囊肿破裂，修复软组织缺损。

2. 手术时机

在出生后 1 ~ 3 个月内实施。如囊壁破溃已有感染或有脑脊液漏者，应积极抗感染，争取创面清洁或接近愈合时再实施手术。

3. 术后处理

主要是置患儿于俯卧位或侧卧位，臀部略抬高；切口敷料上用小沙袋加压，促进切口愈合，防止脑脊液漏。

第四节　枕大孔区畸形

枕大孔区畸形是指枕骨、上颈椎和此区域的脑、脊髓先天性畸形。颅－颈移行部为一特殊区域，发育过程相当复杂。如果胎儿在发育过程中受到某种影响，则可形成多种畸形，临床上包括颅底陷入症、扁平颅底、寰椎枕化、寰枢椎脱位、颈椎融合和小脑扁桃体下疝。

【诊断标准】

1. 病理分类

（1）颅底陷入症　是一种颅底及上颈椎发育畸形，系指以枕骨大孔为中心的周围颅底结构向颅内陷入，枢椎齿状突高出正常水平，甚至突入枕骨大孔，枕骨大孔前后径缩短和颅后窝狭小，因而使延髓受压和局部神经受牵拉。

（2）扁平颅底　是指蝶骨体长轴与枕骨斜坡构成的颅骨基底角变大。基底角是蝶鞍中心点和鼻根部及枕骨大孔前缘连线构成的角度。正常值是 123°～143°，超过 143°即为扁平颅底。

（3）寰椎枕化　枕骨与寰椎部分或完全融合，寰椎成为枕骨的一部分，引起寰椎旋转或倾斜，颈椎位置上升，枢椎齿状突亦随之上升，重度者可造成延髓或颈髓的压迫。

（4）寰枢椎脱位　由于寰椎韧带或枢椎齿状突发育不良或齿状突分离，寰椎向前、枢椎向后脱位，以致该段椎管管腔狭窄。

（5）颈椎融合　这一病变致使颈椎数目减少，颈项缩短，颈部运动受限。头部重心前移使头部倾斜或旋转。

（6）小脑扁桃体下疝（Arnold－Chiari）畸形　多由于颅后窝中线脑结构在胚胎时期的发育异常，导致延髓下段移入椎管，小脑扁桃体异常延长呈楔形，并向下移位至枕大孔前后唇连线以下超过 3mm 范围，往往伴有延髓和第四脑室的尾向移位，部分病例伴有脑、脊髓积水。

2. 临床表现

（1）颈项粗短，后发际低，面颊不对称。

（2）有颈神经根刺激症状。

（3）颅内压增高症状：有脑脊液循环受阻而产生脑积水时，可引起头痛、呕吐、视力障碍和视神经乳头水肿等症状。

（4）有眩晕、共济失调、面部感觉减退和视力障碍等椎动脉供血不足症状。

（5）脑神经和上颈神经受累症状：表现为枕颈部疼痛、面部麻木、声音嘶哑、吞咽困难和舌肌萎缩。

（6）延髓和上颈髓受压症状：可出现偏瘫或四肢瘫、偏侧或四肢感觉障碍、腱反射亢进、病理反射阳性、括约肌功能障碍和呼吸困难。

（7）小脑症状：表现为步态不稳、共济运动障碍和眼球震颤等。

3. 辅助检查

（1）头部 X 线　头部 X 线平片可显示伴发的头部或颈段椎管畸形，如颅面比例失调、低位横窦、颅后窝小、颅底凹陷、寰枢椎半脱位、寰枕融合等。在 X 线平片的颅颈侧位像上，自硬腭后缘至枕骨大孔的后上缘做一连线，如枢椎齿状突超出此连线在 3mm 以上，即可确诊为颅底凹陷。

（2）头部 MRI　能清晰显示延髓、颈髓的受压部位和有无小脑扁桃体下疝。

（3）颈椎 CT　最好行三维重建，可以清晰显示颈椎各椎体之间的位置关系及结构。

【治疗原则】

1. 手术适应证

有神经结构受压症状和（或）颅内压增高症状时，特别是 MRI 上显示脊髓空洞（脊髓积水）形成者需手术治疗。目的在于消除压迫和降低颅后窝压力，维持颅－颈交界处稳定。

2. 手术原则

（1）根据延髓－颈髓受压的情况，分别采用前路或后路手术减压。

（2）凡颅－颈交界处不稳定者，应做内固定。

（3）小脑扁桃体下疝（Arnold－Chiari）畸形患者需先排除脑积水，有脑积水者先处理脑积水。

第五节　蛛网膜囊肿

蛛网膜囊肿亦称软脑膜囊肿，系由于发育期蛛网膜分裂异常所致。发生于颅中窝的蛛网膜囊肿曾称为"颞叶发育不全综合征"。

【诊断标准】

1. 临床表现

临床表现与囊肿部位有关，多数病变于儿童早期即出现症状。典型表现如下。

（1）颅内压增高症状：如头痛、恶心、呕吐、嗜睡等。

（2）癫痫。

（3）病情可因下列情况而突然恶化

①桥静脉撕裂导致颅中窝囊肿出血破入囊内或硬脑膜下腔。

②囊肿破裂。

（4）颅骨膨凸。

（5）占位效应引起的局部症状或体征。

（6）诊治不相关疾病时偶然发现。

（7）鞍上囊肿还可有以下表现。

①脑积水（可因第三脑室受压所致）。

②内分泌异常表现：发生率达 60%，包括发育迟缓、性早熟等。

③头眼反射：鞍上囊肿的特征性表现之一，发生率仅为 10%。

④视力障碍。

2. 发生部位

几乎所有的蛛网膜囊肿均发生于蛛网膜池相关的部位，常见部位包括：侧裂、桥脑小脑角区、颞极、四叠体区、上丘、小脑蚓部、鞍区和鞍上、双侧大脑半球间、大脑凸面、斜坡等。鞍内蛛网膜囊肿是唯一的硬脑膜外囊肿。

3. 辅助检查

（1）头部 CT 表现为边界光滑无钙化的脑实质外囊性肿物，密度类似脑脊液。静脉注射对比剂无强化。常见邻近颅骨膨凸变形，提示其慢性病程。常伴有脑室扩大。

大脑凸面或颅中窝囊肿具有占位效应，可压迫同侧侧脑室并导致中线移位。鞍上、四叠体区和颅后窝中线囊肿可压迫第三和第四脑室，阻塞正中孔或导水管引致脑积水的发生。

（2）头部 MRI 在鉴别蛛网膜囊肿内容物与肿瘤囊液方面优于 CT，并可显示囊肿壁。

（3）脑室和（或）脑池造影 利用碘对比剂或放射性核素示踪剂进行造影。

【治疗原则】

1. 无占位效应和症状的蛛网膜囊肿，无论其大小和部位均无需治疗，应定期随诊复查。

2. 手术治疗应慎重，多用于有症状的病例和囊肿有张力者。

（1）囊肿分流是治疗该病的方法之一，多使用低压管或可调节压力分流管将其分流至腹腔。如伴有脑室扩大，可同时行囊肿和脑室的分流。此方法多有效，但存在患者"分流依赖"和置入异物继发感染的风险，还有可能复发。

（2）神经内镜辅助下囊肿穿透术，易复发，且有一定并发症。

（3）开颅手术切除部分囊壁，使囊肿与周围脑池（如基底池）沟通。此方法有开颅手术的常见风险，术后容易复发，而且许多患者术后仍需行分流手术。

第九章　神经外科特殊技术的常规操作

第一节　亚低温治疗

低温技术早在 20 世纪 50 年代就开始应用于临床，亚低温对缺血性和外伤性脑损伤的保护作用越来越引起世界各国学者的重视，相应的动物实验及临床前瞻性研究均证明亚低温治疗确实有一定效果。重型颅脑损伤引起一系列复杂的脑及全身病理改变，治疗相当困难，目前死亡率仍高达 30%，是亚低温治疗的适应证。

1. 低温治疗分类

（1）深低温　27℃以下。

（2）中低温　28℃~32℃。

（3）轻低温　33℃~35℃。

亚低温是中低温和轻低温的总称，即 28℃~35℃。

2. 低温治疗病例选择

（1）GCS 3~8 分（重度昏迷）。

（2）开始治疗应尽可能在伤后 24 小时以内。

（3）年龄在 15~60 岁之间。

（4）既往无心、肺、肾等器官功能衰竭病史。

（5）无其他器官系统的严重复合伤及创伤性休克。

3. 降温前准备

（1）头部 CT 检查，如有手术指征，则先行急诊手术。

（2）连接各种监护设备。

（3）保持呼吸道通畅，必要时连接呼吸机。

（4）常规化验检查。

（5）行脑室内穿刺或脑组织穿刺，安置颅内压及脑温监测套管。

4. 低温治疗

（1）常规对症支持治疗。

（2）头部抬高 15°~30°。保持患者舒适的卧位。

（3）保持快速平稳降温，1℃/小时。

（4）呼吸管理：根据呼吸节律是否平稳及是否寒战，必要时加用肌松药。

（5）注意监测降温过程中的不良反应。

（6）配合低温治疗的其他治疗措施

①早期气管切开，加强吸痰，减少误吸。

②充分给氧，保证脑组织得到足够的氧输送。

③适量过度换气。

④保持血压平稳，预防血管痉挛。

⑤大剂量激素冲击治疗。

⑥其他辅助神经营养药物（ATP、CTP 等）。

⑦全身营养支持。

⑧迟发出血、颅内高压等继发损害的处理。

（7）复温方法

①复温时机选择：维持体温在 33℃～34℃，24～48 小时后即可考虑开始复温。

②关闭冰毯机，自然复温，无需采取人工加温措施。

③体温回升至 35℃以上后，停止镇静药和肌松药泵入。

④以每 4 小时上升 1℃的速度，缓慢平稳复温至 36℃～37℃。

⑤自主呼吸恢复平稳后，$SaO_2 > 90\%$，可撤除呼吸机。

⑥复温后继续监护 24～48 小时，平稳后转入普通监护病房。

（8）低温治疗可能导致的并发症及处理原则

①复温时颅内压升高多属一过性反跳现象，只要上升幅度不超过 $30mmH_2O$，无需特殊处理。

②感染的总体发生率在 10%～30%，多见肺炎及泌尿系感染，故应预防性使用广谱抗生素。

③须加强呼吸管理，尽量避免出现 ARDS（急性呼吸窘迫综合征）。

④降温或复温过快时出现血压快速大幅波动，可选择使用多巴胺或肾上腺素类药物，防治休克。

⑤心律失常以房颤最为常见，一般复温后自然消失。

⑥各种类型的水、电解质代谢紊乱和酸碱平衡失调：根据化验结果随时调节。

⑦癫痫：应用抗癫痫药。

⑧凝血机制障碍：必要时预防性使用抗纤溶药物，预防 DIC。

⑨多器官功能衰竭：重型脑外伤常有其他全身复合伤存在，低温状态可能加重肝、肾等脏器的缺血性损伤。一旦出现多器官功能衰竭，预后很差。

5. 低温护理

（1）安排专职护士负责低温监护工作。

（2）护理人员定时记录各项指标及护理病程，遇有异常情况或进行处置时，随时记录。

（3）专门安排培训，包括低温治疗的机制、意义及重要性，呼吸机的正确使用。

（4）保持低温监护室相对无菌环境，强调消毒隔离。

（5）重症监护病房、麻醉科及其他科室的密切合作。

第二节　立体定向技术

立体定向技术是指通过在手术计划系统确定手术靶点，进而通过框架式/无框架定向仪或神经外科手术机器人将活检针、电极、引流管、分流管、神经内镜等手术器械导入靶点位置实施手术的方法。广义定向技术包括定向仪与手术机器人及与之配套的手术器械，如电极、电刺激针、活检钳、吸引器和其他特殊器械。脑室造影立体定向方法由于并发症较多，目前已经被淘汰。目前应用较多的立体定向技术是 MRI 扫描定位靶点坐标；或提前扫描头部 MRI，手术当天 CT 扫描后与术前 MRI 融合，以 CT + MRI 融合图像共同确定靶点坐标。立体定向手术过程中往往需要电生理技术辅助确定靶点，包括脑内核团电信号记录、临时电刺激、电阻抗、诱发电位等。其核心问题是通过间接手段来准确确定手术靶点的位置及范围，从而对所确定的手术靶点进行非直视或内镜下直视手术。

1. 手术一般流程（以框架式 CT + MRI 融合定位为例）

（1）术前 1 ~ 2 天扫描头部 MRI。

（2）手术当天局麻下，安装立体定向框架。

（3）CT 扫描，手术计划系统内进行 CT 及 MRI 数据融合，计算靶点三维坐标值及手术路径规划。

（4）手术室内，固定框架，对头部手术野连同立体定向框架常规消毒、铺巾。

（5）注射局麻药后，在相应的部位切开头皮，电凝止血、颅骨钻孔，显露并切开硬脑膜，注意应防止脑脊液流失过多造成靶点漂移，可用纤维蛋白胶临时封闭硬膜切口。

（6）在立体定向仪上调整三维坐标值。

（7）在适配器上插入活检针（钳）、电极、分（引）流管、神经内镜等手术器械或设备，进行活检、电刺激、分（引）流或脑室镜治疗。

（8）治疗结束，缝合头皮。

2. 术后处理

（1）术后常规补液。

（2）手术后 4 ~ 6 小时复查头部 CT，及时发现可能的脑内出血情况；病情恶化随时检查头部 CT。

（3）常规神经外科术后护理。

第三节　血管内介入治疗

一、栓塞疗法

血管内栓塞治疗是通过介入技术，一般经由导引导管将微导管送至病变部位，输送栓塞材料栓塞病变，达到治疗或辅助外科手术治疗目的。

1. 适应证

脑动静脉畸形、脑动脉瘤、颈动脉 – 海绵窦瘘、硬脑膜动静脉瘘、Galen 静脉瘤、脊髓动静脉畸形及瘘、血供丰富的肿瘤术前栓塞等。

2. 常用栓塞剂

（1）微粒　如冻干硬脑膜、聚乙烯醇泡沫、明胶海绵、真丝粒或线段等。

（2）弹簧圈　如游离钨丝弹簧圈、机械解脱钨丝微弹簧圈、电解铂金微弹簧圈等。

（3）球囊　如可脱球囊等。

（4）液体栓塞剂 如氰基丙烯酸异丁酯、氰基丙烯酸正丁酯、聚乙烯醇、甲基丙烯醇 – 2 – 羟基乙酯等。目前较为常用的为 Onyx 胶，它是由次乙烯醇异分子聚合物（EVOH）、二甲基亚砜（DMSO）溶剂和微粒化钽粉（提供 X 线可视性能）组成的混合物。

二、区域性灌注疗法

经皮穿刺股动脉，将导管或微导管选择性插入至靶动脉，通过导管把药物注入到病变部位，用于肿瘤的化疗和溶栓。

1. 脑恶性胶质瘤超选择性动脉内化疗

将微导管送至患者颈内动脉 – 眼动脉以远的靶血管，将氯乙亚硝脲或嘧啶亚硝脲 100mg 用 5% 葡萄糖溶液稀释成 50ml，用微量自动注射泵输入，每分钟 1 ~ 2ml，在 30 ~ 60 分钟内输完。药物剂量一般 150mg/m² （体表面积），总量不能超过每次 250mg。

2. 急性脑血栓形成动脉内溶栓治疗

急性脑血栓形成后 6 小时以内进行溶栓治疗。将微导管通过导引导管送至接近血栓形成部位后，注入溶栓剂。单纯动脉溶栓建议选择 rt – PA 或尿激酶，目前最佳剂量和灌注速率尚不确定，推荐动脉溶栓 rt – PA 1mg/min，总剂量不超过 40mg；或尿激酶 1 万 ~ 3 万 U/min，总剂量不超过 100 万 U。静脉溶栓后的患者，动脉溶栓时 rt – PA 不超过 30mg 或尿激酶不超过 40 万 U。造影显示血管再通或者对比剂外渗时，应立即停止溶栓。

三、血管成形术

经皮球囊血管成形术。球囊导管有以下几种：锁骨下动脉、椎动脉 PTA 导管、颈动脉扩张导管、脑血管痉挛扩张导管等。用于相应血管的扩张成形术。

1. 适应证

已确定的局部动脉狭窄或痉挛，但必须动脉内壁光滑且无溃疡者。

2. 方法

局部麻醉下行股动脉或桡动脉穿刺插管，经导管注入 3000U 肝素，球囊位置放在狭窄血管的中央部，向球囊内注入造影剂，使球囊膨胀后的直径与狭窄血管远端、近端的管径相仿，扩张的时间约为 15 秒；可分段、分次扩张，扩张后立即造影，以便了解扩张的情况。

第四节 神经导航技术

神经外科有相当一部分疾病的病灶位于脑内深部，如脑干肿瘤、丘脑肿瘤、脑实质深部血管瘤等，手术中要精确到达病变位置难度很大，完整切除则更为不易。神经导航系统应用计算机图形与图像技术处理放射影像学资料，重建三维图像模型，帮助手术医师在术前对预行的手术操作进行虚拟演示，以更好地规划手术入路，能够帮助术者完成针对深部神经组织的一系列复杂而精细的操作，并将病变周围正常神经、血管等结构的不必要损伤减少到最低程度。

一、操作流程

1. 由有经验的专家组成导航手术小组，根据临床资料，讨论确定每一个适合接受神经导航手术的病例。

2. 术前在患者头皮表面粘贴特制定位标志物，然后行薄层 CT 或 MRI 轴位增强扫描（层间隔 1~2mm）。

3. 扫描图像通过网络或数据磁带传输到计算机图形工作站中，用随机专用图像合成软件分析处理，完成图像的重建。

4. 确定具体的手术入路并找到最佳路径。

5. 手术前用导航棒对头皮标志物逐一注册，计算机接收相应位置的坐标后，即可建立头部与显微操作系统一体化的三维坐标系。

6. 实施神经导航手术首先确定入颅点和手术路径，在术中可以使用专用导航棒动态反馈术中到达的位置和病变切除情况，配合手术进程，直至手术结束。

二、适用范围

1. 脑内病变的活检。

2. 颅内异物取出术。

3. 颅内深部病变，特别是脑干、丘脑及其他中线附近病变。

4. 皮层下体积较小的病变

（1）海绵状血管瘤。

（2）血管畸形等。

5. 病变的准确定位和小切口设计

（1）大脑凸面小型脑膜瘤。

（2）脑脓肿等。

6. 功能神经外科手术：如局灶性癫痫、舞蹈病、帕金森病等。

7. 脊髓（脊柱）手术。

8. 借助神经导航系统，确定脑内病变边界，提示切除范围，如胶质瘤和动静脉畸形；同时还能避免损伤周围正常神经、血管等结构，如夹闭颅内动脉瘤。

第五节 神经内镜技术

一、分类

1. 内镜颅底外科

主要用于颅底中线区域病变的手术治疗，适用治疗疾病主要包括垂体瘤、脊索瘤、颅咽管瘤、颅底中线区域脑膜瘤、部分侧颅底病变、脑脊液漏以及其他颅内外沟通的颅底肿瘤。优点包括以下几项。

（1）手术视角广，可显示显微镜所无法到达的盲区和死角。

（2）在较深的术野，神经内镜可以近距离观察病变，为深部术野提供更好的观察质量，分辨清晰度优于显微镜。

（3）手术创伤小。

2. 内镜脑室－脑池外科

目前内镜脑室－脑池外科主要用于脑积水、颅内囊肿、脑室内肿瘤以及松果体区肿瘤的手术治疗。优点包括以几项。

（1）以微小的切口和颅骨钻孔治疗大脑中心部位的脑室和脑池疾病，创伤远远小于传统开颅手术。

（2）在大脑深处依靠内镜的高分辨力，可以获得清晰放大的手术视野，使得手术操作更精细。

（3）安全、可靠，患者恢复快。

（4）避免了分流手术的诸多并发症。

3. 内镜经颅外科

使用微小创口、镜外手术技术、外视镜技术切除脑实质肿瘤、镰旁脑膜瘤、表皮样囊肿等疾病。具有手术创伤小、患者恢复快等优点。

二、适用治疗的常见疾病

1. 脑积水

传统治疗脑积水的方法多采用脑室－腹腔分流术，但存在分流管堵塞、感染等诸多并发症，另外还可能导致患者"分流管依赖"以及心理障碍。目前，内镜下第三脑室底部造瘘术（ETV）已经成为治疗梗阻性脑积水的首选方式。ETV 治疗脑积水操作简便，构建的脑脊液循环较脑室－腹腔分流术更符合生理状态，没有分流手术的诸多缺点。

2. 颅内囊肿以及脑室内肿瘤

颅内囊肿包括不同部位蛛网膜囊肿、脑室内囊肿、脑实质内囊肿以及透明隔囊肿等。应用神经内镜技术治疗颅内囊肿能够做到较大范围的囊壁开窗或部分囊壁切除，使囊肿和蛛网膜下腔、脑池或脑室充分沟通，效果确切、损伤小。颅内囊肿均应首选神经内镜手术治疗。

在切除脑室内肿瘤时，由于内镜的视角广、清晰度高，可以避免手术中肿瘤的残留。

3. 颅底疾病

使用内镜经鼻可直接显露从前颅底到鞍区、斜坡至枕骨大孔等颅底中线区域的病变。

（1）垂体瘤　内镜下经鼻手术切除垂体瘤的技术已经成熟，与传统的显微镜经蝶窦垂体瘤切除术比较，应用内镜治疗垂体瘤可以明显扩大手术视野显露，视角更广泛，清晰度和分辨率更高，更加方便神经外科医生对于肿瘤的切除和重要结构的保护，从而增加手术安全性，提高手术质量。

（2）脊索瘤　颅底脊索瘤一般起源于颅底中线区域骨质，所以经鼻或经口入路更符合肿瘤的病理生理特点，应作为脊索瘤手术切除的首选入路。内镜治疗颅底脊索瘤，手术创伤小，术后严重并发症少，患者恢复快，住院时间短。

（3）颅咽管瘤　随着内镜手术技术、颅底重建技术及其设备的不断进步，越来越多的颅咽管瘤采用经鼻神经内镜手术技术切除。适合内镜经鼻切除的颅咽管瘤为鞍内型、鞍内－鞍上型以及大部分鞍上型颅咽管瘤。和传统显微镜技术比较，具有显露充分、没有手术野盲区、细微结构辨别更清楚等优点，可以有效提高颅咽管瘤的切除率，并减小手术损伤。

（4）脑膜瘤　颅底脑膜瘤基底位于肿瘤腹侧，血供也主要来源于腹侧颅底硬膜，而其相邻的重要血管和神经则位于肿瘤背侧，所以从肿瘤的腹侧切除颅底脑膜瘤更适合肿瘤的病理特点和生长方式。内镜经鼻手术用于切除颅底中线区域脑膜瘤的优势为可以首先切除肿瘤的基底，切断肿瘤的血供。目前主要应用内镜经鼻切除鞍结节脑膜瘤和斜坡中线区域脑膜瘤。

（5）表皮样囊肿　颅底表皮样囊肿显微手术常因镜下存在"死角"而使肿瘤难以全部切除。神经内镜能直接到达颅内深部，凭借良好的光源和不同角度的镜头，术者可观察到各种直线视野无法看到的死角病变，有助于切除残存在显微镜"死角"处的肿瘤，减少肿瘤复发。

4. 脑脊液鼻漏

用内镜经鼻腔修补脑脊液鼻漏有微创、直视下操作、术中瘘口判断准确、无面部瘢痕、不易感染等优点，已成为治疗脑脊液鼻漏的首选治疗方法。

5. 颅内血肿

神经内镜手术技术可用于治疗外伤性和自发性脑室内出血、脑实质内血肿、慢性硬脑膜下血肿等。较传统治疗方法，手术创伤更小。

6. 微血管减压

使用神经内镜进行微血管减压术具有锁孔开颅、对脑组织牵拉轻微、照明清楚、寻找责任血管确切、能够多角度观察等优点。

7. 脊柱与脊髓疾病

椎管内镜可行椎管内脊髓探查，能明确诊断经椎管造影、数字减影血管成像、磁共振检查不能确诊的脊髓病变。神经内镜下应用管状牵开器切除硬脊膜内、外肿瘤，与传统的后正中椎板切开肿瘤切除术比较，具有创伤小、住院时间短、失血少、术后麻醉药残留剂量少等优点。经皮内镜下椎间盘切除、椎间孔成形术已渐趋成熟。